HANDBOOK OF LAPAROSCOPIC COLORECTAL SURGERY

腹腔鏡下大腸切除ハンドブック
初心者からエキスパートまで

監修 渡邊昌彦（北里大学医学部）
　　 小西文雄（自治医科大学附属さいたま医療センター）
編集 腹腔鏡下大腸切除研究会

へるす出版

序　文

　腹腔鏡下大腸切除は，本邦では1992年から行われるようになった。当初は早期癌を対象に徐々に普及していき，1996年には早期癌を対象に保険収載された。しかし当時は標準的な手技が確立されていなかったために，様々な術式が考案されては報告されていた。そこで手術手技だけを徹底的に討論する場を持とうと，有志が集まって腹腔鏡下大腸切除研究会ができた。おりしも1995年にはport site recurrenceが報告され，欧米では大腸癌の本法は禁忌とまでいわれ，その普及はストップがかかった状態であった。一方，本邦ではこの研究会を中心に，安全な手技を確立させる努力がなされ，1998年には正式に会則を作り，内視鏡外科学会と大腸癌研究会の後援を得て，臨床研究をも志向するようになった。

　本邦の腹腔鏡下大腸切除は欧米と異なる歩みを辿り，着実に標準化を成し遂げようとしている。そこで腹腔鏡下大腸切除研究会で，これまでに得たノウハウを凝縮した教科書を作成することが提案された。大阪大学の関本先生がまず本書の構成案を練り，それをもとに各メンバーが分担して本書を作り上げた。本書は見開き2ページで適応，術前準備，体位，解剖，手技，合併症，術後管理に至るまで平易な文でまとめている。したがって本書を各人が手軽に持ち歩いて，医師のみならず看護師などスタッフがそのつど知識の整理や実践書として用いて欲しい。

　本書には腹腔鏡下大腸切除のすべてが盛り込まれている。これからこれを利用する方々は，恐らく私たちの数倍の速さで腹腔鏡下大腸切除を習得できるに違いない。

　本書を刊行するにあたり，多忙な臨床の合間をぬって原稿をお書きいただいた先生方，ならびにわがままを聞き入れて下さったへるす出版の諸氏に深謝したい。

2007年8月

渡邊昌彦（北里大学医学部外科）

執筆者一覧

宮島　伸宜	聖マリアンナ医科大学東横病院
猪股　雅史	大分大学医学部
秋久　友希	帝京大学医学部附属溝口病院
横山　昌代	順天堂大学医学部附属順天堂浦安病院看護部
犬房　春彦	近畿大学医学部
福長　洋介	大阪市立総合医療センター
福永　正氣	順天堂大学医学部附属順天堂浦安病院
山口　茂樹	埼玉医科大学国際医療センター
岡島　正純	広島大学大学院医歯薬学総合研究科
奥田　準二	大阪医科大学
谷川　允彦	大阪医科大学
國場　幸均	京都府立医科大学
西山保比古	国立病院機構相模原病院
榎本　雅之	東京医科歯科大学大学院医歯学総合研究科
正木　忠彦	杏林大学医学部
跡見　　裕	杏林大学医学部
田中　淳一	昭和大学横浜市北部病院
斉田　芳久	東邦大学医学部
長谷川博俊	慶應義塾大学医学部
岡田　真樹	芳賀赤十字病院
宗本　義則	福井県済生会病院
山本聖一郎	国立がんセンター中央病院
伊藤　雅昭	国立がんセンター東病院
市原　隆夫	西宮市立中央病院
山田　英夫	化学療法研究所付属病院
花井　恒一	藤田保健衛生大学医学部
前田耕太郎	藤田保健衛生大学医学部
宗像　康博	長野市民病院
宮川　雄輔	長野市民病院
関本　貢嗣	大阪大学大学院医学系研究科
伴登　宏行	石川県立中央病院
大塚　幸喜	岩手医科大学
井谷　史嗣	福山市民病院
山下　裕一	福岡大学医学部
久保　義郎	国立病院機構四国がんセンター

目　次

I　術前準備

1. 適応と全身状態 ──────────────── （宮島　伸宜）　2
　　A．適応疾患　2
　　B．患者側の要因　3

2. 前処置・準備すべき器具 ──────────── （猪股　雅史）　4
　　A．前処置　4
　　B．準備すべき器具　5

3. 麻酔医との連絡事項 ───────────── （秋久　友希）　8
　　A．麻酔前患者評価　8
　　B．腹腔鏡下手術の麻酔法　8
　　C．気腹による生理的変化と合併症　9

4. 看護師への注意事項 ───────────── （横山　昌代）　10

5. 患者に説明すべき項目 ──────────── （犬房　春彦）　12
　　患者説明書　12

6. 体位のとり方と注意点 ──────────── （福長　洋介）　14

II　手術操作と注意点

1. 腹腔鏡下解剖 ─────────────────────── 18
　（1）右側結腸 ························· （福永　正氣）　18
　（2）横行結腸 ························· （山口　茂樹）　20
　　A．大網・網嚢　20
　　B．結腸間膜　20
　　C．中結腸動静脈　20
　　D．腹腔鏡下手術のポイント　20
　（3）左側結腸 ························· （岡島　正純）　22
　　A．左側結腸の発生と構造　22
　　B．左側結腸の膜構造　22
　　C．左側結腸の血管，神経分枝　22
　（4）直　腸 ·················· （奥田　準二，谷川　允彦）　24
　　A．直腸の後側壁の剝離授動層の解剖　24
　　B．直腸の前側壁の剝離授動層の解剖　24
　　C．直腸間膜処理と直腸切離時の解剖　24

2. ポート・小開腹位置決定法　　　　　　　　　　　　　　　（國場　幸均）　26

3. 右側結腸の視野展開と剝離法　　　　　　　　　　　　　　（西山保比古）　28
　　A．手術の前に　28
　　B．ポートの位置　28
　　C．視野展開　28
　　D．剝離授動　30

4. 右側結腸のリンパ節郭清と血管処理　　　　　　　　　　　（榎本　雅之）　32

5. 肝彎曲の剝離法　　　　　　　　　　　　　　　　（正木　忠彦, 跡見　裕）　36
　　A．体　位　36
　　B．手術の手順　36

6. 脾彎曲の剝離授動法　　　　　　　　　　　　　　　　　　（田中　淳一）　40
　　A．結腸脾彎曲部と周囲臓器の解剖　40
　　B．体位とポート挿入部位　40
　　C．胃結腸間膜の切開　40
　　D．下行結腸外側の腹膜切開　40
　　E．脾結腸間膜の切離　40
　　F．横行結腸間膜の切離　40
　　G．内側アプローチか外側アプローチか　42
　　H．手技上の注意点とポイント　42

7. 左側結腸の視野展開と剝離法　　　　　　　　　　　　　　（斉田　芳久）　44

8. 直腸の視野展開と剝離法　　　　　　　　　　　　　　　（長谷川博俊）　48
　　A．直腸右壁・後壁の剝離　48
　　B．直腸左壁の剝離　48
　　C．直腸前壁の剝離　48
　　D．側方靱帯の切離　48
　　E．間膜の処理　50
　　F．直腸の切離　50

9. S状結腸・直腸のリンパ節郭清と血管処理　　　　　　　　（岡田　真樹）　52
　　リンパ節郭清と血管処理の手順　52

10. 吻　合　　　　　　　　　　　　　　　　　　　　　　　　　　　　　　56
　　（1）小開腹創からの体外吻合操作 …………………………（宗本　義則）　56
　　（2）腹腔鏡下吻合操作（DST）…………………………（山本聖一郎）　60
　　　　A．腹腔鏡下手術でのDST　60
　　　　B．手術手技　60

11. 注意すべき術中トラブル ──────────────（伊藤　雅昭）64
　　A．腹腔鏡下大腸切除における注意すべき術中トラブル　64
　　B．腹腔鏡下手術困難例　67

12. トラブルシューティング ────────────── 68
　(1) 視野展開困難例 ………………………………………（市原　隆夫）68
　　A．視野展開困難例となる要因と対策　68
　　B．各術式別の指標　68
　　C．難局打開のための小道具としてのFALS　71
　(2) 出　血 …………………………………………………（山田　英夫）72
　　A．どのようなときに出血しやすいか　72
　　B．止血方法　72
　　C．開腹移行のポイント　72
　　D．出血させないコツ　74
　　E．症例提示　74
　(3) 腸管損傷 ………………………………（花井　恒一，前田耕太郎）76
　　A．腸管損傷を起こさないための基本操作　76
　　B．腸管損傷の原因分類とその対策　76
　　C．腸管損傷の発見と処置の方法　79
　(4) 器械吻合トラブル ……………………（宗像　康博，宮川　雄輔）80
　　A．DST　80
　　B．FEEA　82
　(5) 肥満症例への対策 ……………………………………（関本　貢嗣）84
　　A．肥満症例に適応すべきか　84
　　B．肥満症例の手技上の問題点　84
　　C．肥満症例での注意点　84
　　D．十分なポート　86
　　E．余裕をもった手術時間　86
　　F．丁寧な止血，汚染のない視野　86
　　G．脂肪の影響を受けにくい解剖の指標　86
　　H．遠景に戻る　86
　　I．よい道具，強力な道具　86
　　J．腹腔鏡下の腸間膜処理　87
　　K．小開腹は大きめに　87
　　L．トロッカー刺入創の閉鎖　87
　(6) 癒着症例 ………………………………………………（伴登　宏行）88
　　A．対　象　88
　　B．トロッカーの挿入　88
　　C．剝離の実際　90

13. 開腹移行の判断 ———————————————————— (大塚　幸喜) 　92

14. 閉創とドレーンの留置 ———————————————— (井谷　史嗣) 　94
　　　A．閉　創　94
　　　B．ドレーンの留置　94

III　術後管理

術後管理 ———————————————————————————— (山下　裕一) 　98
　　　A．術後合併症　98
　　　B．クリニカルパス　98
　　　C．肺血栓塞栓症　102

IV　術後合併症と対策

術後合併症と対策 ———————————————————— (久保　義郎) 　106
　　　A．合併症の特徴　106
　　　B．合併症の頻度　106
　　　C．合併症と対策　107

索　引 ……………………………………………………………………………… 110

(イラスト：レオン工房)

I

術 前 準 備

1. 適応と全身状態

腹腔鏡下手術の技術と器具の進歩によって，大腸疾患に対する腹腔鏡下手術の適応は広がりつつある。本稿では疾患に対する適応と患者側の適応の要因について述べる。

A．適応疾患

1）良性疾患（表1）

良性疾患は腹腔鏡下手術のよい適応である。
①S状結腸軸捻転症
②憩室炎：炎症で癒着が高度な場合や穿孔が明らかな場合には，開腹手術が選択される。
③虚血性大腸炎
④潰瘍性大腸炎，クローン病
⑤家族性大腸ポリポーシス
⑥直腸脱

2）悪性疾患（表2）

（1）早期癌

結腸の早期癌は腹腔鏡下手術のよい適応である。早期直腸癌は施設の技量に応じて適応とする。

（2）進行癌

結腸の進行癌に対しても腹腔鏡下手術は多くの施設で適応とされているが，解剖の的確な把握と手技の熟練が必須である。直腸進行癌はいまだ研究段階である。

a．腫瘍占居部位の問題

進行大腸癌に対して腹腔鏡下手術の適応を拡大するためには，まず症例を的確に選択する必要がある。盲腸癌や，盲腸に近い上行結腸癌で，回結腸血管根部の処理を行えばよい症例や，S状結腸癌で下腸間膜動脈根部の処理を行えばよい症例は，腹腔鏡下手術の適応となり得る。中結腸動静脈，胃結腸静脈幹の処理や，下腸間膜動脈から左結腸動脈を剝離する手技は難易度が高い。また，剝離の観点からは，脾彎曲の剝離と小骨盤腔内の剝離は，時に困難な場合がある。

b．癌の進行度の問題

T2症例は腹腔鏡下手術の適応であると考えられる。T3症例と他臓器に浸潤のない

T4症例を術前に確実に判定することは困難であり，十分注意して手術を行えばT4症例でも手術が可能であるが，技術的に問題があると感じた場合には開腹手術に移行すべきである。また，鉗子操作が腫瘍や腫瘍近傍に及ぶような症例は適応外とすべきである。また，直腸癌症例で，腫瘍が大きくて小骨盤腔内を占めるような場合も開腹手術を選択すべきである。

以上をまとめると，進行癌に対する腹腔鏡下手術を開始する場合には，盲腸，盲腸に近い上行結腸，S状結腸および直腸S状部までで進行度がT2が妥当であろう。さらに技術に応じて順次，他の部位の腫瘍やT3，T4（他臓器浸潤を除く）症例に進むべきである。

B．患者側の要因 （表3）

術前検査として通常の開腹手術で行われる検査はすべて必要である。腹腔鏡下手術は気腹操作と手術時間の延長が開腹手術と異なる。したがって，心，肺，腎への負担は開腹手術よりも大きくなると考えて適応を決定すべきである。

患者側の要因に関する適応は，手術中の麻酔管理とも密接に関連しているので，検査データを麻酔医と検討することが重要である。患者の年齢や肥満度は腹腔鏡下手術に対する禁忌事項にはならないが，必要に応じて精密検査を追加すべきである。また，術前に減圧できないイレウス症例や，開腹手術の既往症例も，適応には十分慎重であるべきである。

表1．適応となる良性疾患
- S状結腸軸捻転症
- 憩室炎
- 虚血性大腸炎
- 潰瘍性大腸炎
- クローン病
- 家族性大腸ポリポーシス
- 直腸脱

表2．適応となる悪性疾患
- 早期癌
  - 粘膜内癌
    すべての部位で適応
  - 粘膜下層浸潤癌
    D2郭清の技術が必要
- 進行癌
  D3郭清の技術が必要
  - 開始当初
    盲腸
    盲腸に近い上行結腸
    S状結腸
    直腸S状部
    T2症例
  - 習熟度に応じて
    T3症例
    T4症例（他臓器浸潤を除く）

表3．開腹手術を考慮すべき条件
- 心，肺，腎機能異常
- 高齢者
  術前検査の検討
- 肥満
- 減圧できないイレウス
- 開腹手術既往

2. 前処置・準備すべき器具

A. 前処置

1）術前腸管処置

開腹手術と同様，術後の縫合不全や手術部位感染（SSI）防止を目的に，適切な術前腸管処置を行うことが重要である。腸管処置は腸管内容を洗い流す機械的腸管処置（mechanical bowel preparation）と，経口抗菌薬を用いて腸内細菌量を減らす化学的腸管処置（chemical bowel preparation）に分けられる。

（1）機械的腸管処置

腹腔鏡下手術の機械的腸管処置は，基本的に開腹手術と同様に行う。ただし，腹腔鏡下手術の場合，開腹手術と比べ腸管拡張が視野の妨げとなりやすいために，下剤の種類や量の選択，術前絶食の開始時期や経鼻胃管の挿入時期に関しては，慎重な配慮が必要である。

通常はPEG（ポリエチレングリコール；ニフレック®）を用いた術前処置が効果的であるが，腫瘍による狭窄が考えられる場合や，2 l のPEGを服用することが困難な患者の場合は，マグコロール®およびラキソベロン®の服用が望ましい。狭窄のある場合は，1/2量あるいは1/3量から下剤服用を開始し，症状をみながら追加投与を行うと安全である。

最新のメタ分析結果[1]では，機械的腸管処置の施行は縫合不全をむしろ増加させ得るとの報告もあるが，まだ十分なエビデンスが得られておらず，腸管内容がないほうが術中操作も容易であるため，現時点では上述の前処置が一般的である。

（2）化学的腸管処置

腸内細菌に関して，腹腔鏡下手術は開腹手術と比較して，炭酸ガス気腹が腸内のbacterial translocationを惹起する可能性があることや，逆に腸内免疫を保持することにより感染が生じにくい可能性などが指摘されているが，明確なエビデンスは得られておらず，現時点では開腹手術と同様の処置が一般的である。

すなわち，前日にグラム陰性桿菌および嫌気性菌をターゲットとした経口抗生物質のカナマイシン®およびフラジール®（あるいはエリスロマイシン®）の内服を行う。しかし，わが国では1980年代後半より術後MRSA腸炎が多発した歴史的背景があるため，最近では化学的腸管処置は行わない施設も多い。

2）病変のマーキング

腹腔鏡下手術では，腹腔内で腫瘍を触知できないため，漿膜浸潤のない腫瘍の場

合は，術前に内視鏡的に点墨による病変のマーキングが必要となる．この場合，点墨の過度の広がりを避けるため，病変周囲の大腸粘膜下に生理食塩液で膨疹を作成し，その中に墨汁 0.1〜0.2ml を注入すれば，数日前の点墨でもとくに問題はない．また，仰臥位にして液体の貯留する対側に点墨すると，腸管の腹側に点墨ができ，腹腔鏡下に容易に観察されやすい．ただし，直腸の点墨は間膜炎を生じる場合があり，術中内視鏡による病変の位置確認が望ましい．

B．準備すべき器具

　腹腔鏡下手術のめざましい進歩において，手術器具の開発，改良が重要な役割を担ってきた．安全で確実な腹腔鏡下手術を行うにあたって，これらの器具の特性[2]を熟知し，目的に応じた適切な使用法を心がけることが必要不可欠である．以下に準備すべき器具を列記する．

（1）腹腔鏡
30°斜視鏡が一般的に用いられている．骨盤腔内で良好な視野を得るためには，フレキシブルスコープ（フジノン，オリンパス）が有効である．

（2）トロッカー
第1ポートには blunt tip port がしばしば用いられており，操作用トロッカーには blade 型と non-blade 型がある．

（3）鉗子（図1）
a）**把持鉗子**：腸管損傷を避けるため，有窓の無傷把持鉗子（オリンパス，カールストルツ）にて愛護的に把持することが必要である．

b）**剝離鉗子**：血管周囲の剝離にはメリーランド鉗子やミクスター鉗子が有用である．

c）**電極鉗子**：腸間膜や腹膜の切離にはヘラ型電気メスが用いられており，リンパ節郭清など微細な操作にはバイポーラ型剝離鉗子（鋏鉗子）が周囲組織への熱損傷が少なく有用である．

d）**腸鉗子**：直腸洗浄時の腸管クランプには着脱式腸鉗子が使いやすい．

（4）リトラクター
　腸間膜の愛護的な牽引にはエンドミニリトラクター™（タイコヘルスケア）が，骨盤腔内操作の際の膀胱や子宮の腹側圧排にはダイアモンドフレックス™（コスモテック）やスネークリトラクターが有用である．

（5）超音波切開凝固装置（図2）
　大網や腸間膜，直腸間膜などの比較的細い血管を含む組織の切離に非常に有効であり advanced procedure では必須の器具である．現在，Harmonic Scalpel™（ジョンソン・エンド・ジョンソン），Auto Sonix™（タイコヘルスケア），Sono Surg™（オリンパス）の3種類がある．

(6) 血管シーリングシステム（図3）

超音波切開凝固装置より太い血管の処理にはLigaSure™（タイコヘルスケア）が有効であり，クリップを用いない簡略化された手術が可能となる。

(7) クリップアプライヤー

主要血管の処理に用いられ5 mmや10mmのサイズがある。術後のCT検査への影響を避けるために吸収性のクリップ（ラパロクリップ）も使用可能である。

(8) 自動縫合器（図4）

リニアステイプラーは腸管の切離や機能的端々吻合に用いられ，狭いスペースでは先端可変型ステイプラーのEndo GIA Universal™（タイコヘルスケア）やEndo-cutter ETS flex™（ジョンソン・エンド・ジョンソン）が有効である。TAやTX，さらにはCurved cutter™（ジョンソン・エンド・ジョンソン）などの開腹手術用器械を腹腔鏡下手術に利用する場合もある。double stapling techniqueによる再建ではサーキュラーステイプラーのCDH™（ジョンソン・エンド・ジョンソン），DSTEEA™（タイコヘルスケア）の使用が一般的である。組織の厚みを器械が自動的に計測し吻合を調整するサージアシスト™（泉工医科工業）もある。

(9) 創保護装置・再気腹装置

創の長さに応じたサイズのラッププロテクターや再気腹可能なラップディスク™（八光商事）が用いられている。

参考文献

1) Wille-Jorgensen P, et al: Preoperative mechanical bowel cleansing or not? An updated meta-analysis. Colorectal Dis 7: 304-310, 2005.
2) 猪股雅史, 他：腹腔鏡下手術に必要な器具. 外科治療 84: 673-678, 2001.

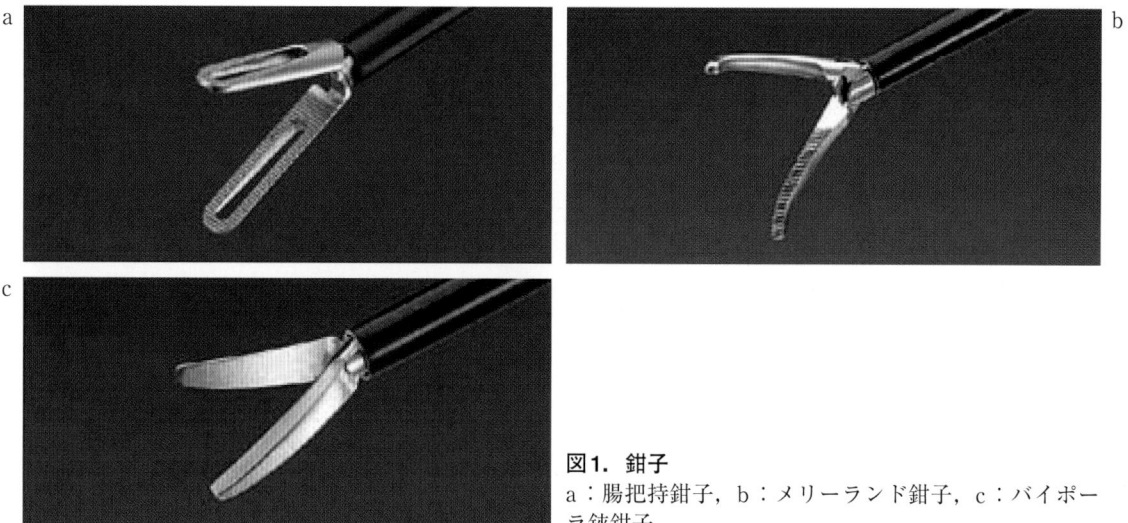

図1. 鉗子
a：腸把持鉗子，b：メリーランド鉗子，c：バイポーラ鋏鉗子

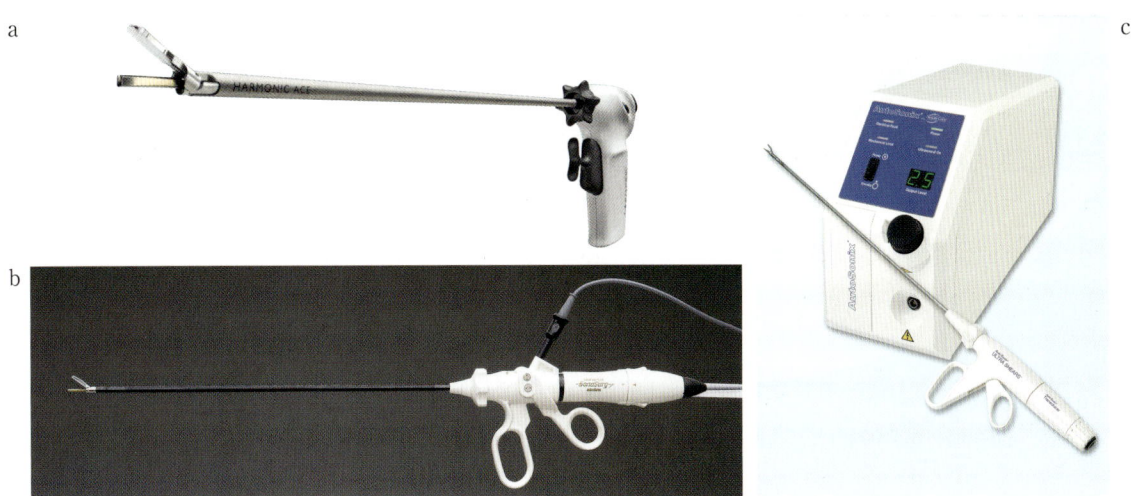

図2. 超音波切開凝固装置
a：Harmonic Scalpel™（ジョンソン・エンド・ジョンソン），b：Sono Surg™（オリンパス），c：Auto Sonix™（タイコヘルスケア）

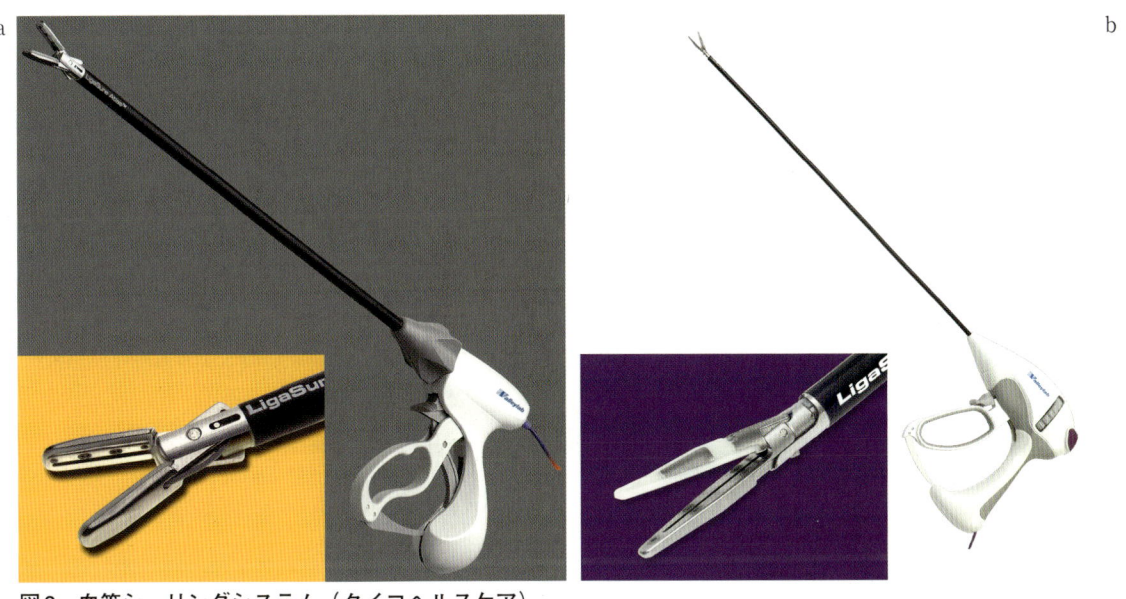

図3. 血管シーリングシステム（タイコヘルスケア）
a：LigaSure Atlas™，b：LigaSure V™

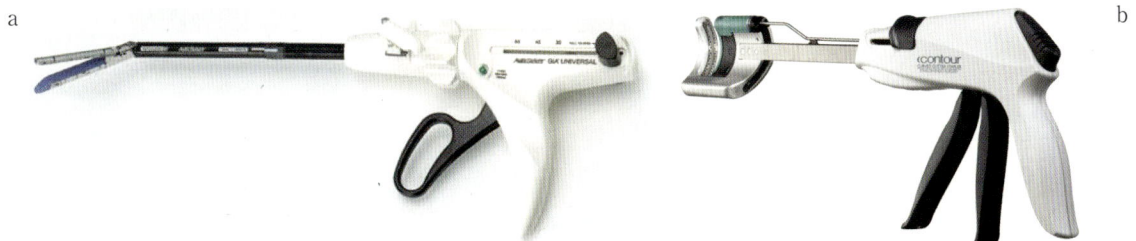

図4. 自動縫合器
a：Endo GIA Universal™（タイコヘルスケア），b：Curved cutter™（ジョンソン・エンド・ジョンソン）

3. 麻酔医との連絡事項

　今日，腹腔鏡下手術は複雑化・高度化し，手術適応は拡大してきている。これに伴い手術麻酔侵襲が増大し，合併症の増加も懸念され，腹腔鏡下手術のメリットである術後回復の早さが損なわれる可能性もある。腹腔鏡下手術が低侵襲であるといえども，術中の腹腔内操作は開腹手術とほとんど同じで，気腹や麻酔にも侵襲性があり，術前からの慎重な患者管理が必要不可欠となる。

A．麻酔前患者評価

1）ASA分類

　手術・麻酔による死亡と米国麻酔医会全身状態分類（ASA分類；表4）との間には深い関係がある。

2）心肺機能異常の評価

　気腹に伴う心肺機能への影響が大きいため，胸部X線写真，呼吸機能検査，動脈血ガス分析（とくに$PaCO_2$），心電図などによる術前スクリーニング，運動時胸痛や心不全症状，呼吸困難の存在の有無などを注意深く問診する。

3）NYHA分類（表5），Hugh-Jones分類（表6）による評価

表4. ASA術前状態分類（American Society of Anesthesiologists physical status classes）

1.	手術箇所以外は健常患者 例）若年鼠径ヘルニア
2.	中等度までの全身性疾患がある 例）糖尿病，貧血，肥満，慢性気管支炎，80歳以上
3.	活動を制限する全身性疾患をもつ 例）重度糖尿病，肺機能中高度障害，陳旧性心筋梗塞，狭心症
4.	常に生命を危機にする重度疾患をもつ 例）肺，腎の末期的障害
5.	手術をするしないにかかわらず24時間生存が望めない瀕死の患者 例）胸部大動脈瘤破裂，広範囲肺梗塞

E．もし手術が緊急に行われるときは，ASA physical statusの数にEを加え，「ASA 3E」とする

　それぞれ3（Ⅲ）度以上では精査や診断，場合によっては治療が必要であるため，専門医による客観的判断を仰ぐ。

B．腹腔鏡下手術の麻酔法

　気管挿管による全身麻酔が一般的で，硬膜外麻酔の併用，NSAIDs，トロッカー刺入部への局所麻酔などを考慮する。

表5. NYHA Function Classによる心疾患重症度分類

1度	心疾患はあるが，日常生活に支障をきたさないもの
2度	心疾患があり，安静時には自覚症状がなく，日常生活程度の運動で軽度疲労，心悸亢進，息切れ，狭心症状などを訴えるもの
3度	安静時に自覚症状はないが，日常生活以下の運動で疲労，心悸亢進，呼吸困難，狭心症状などを訴えるもの
4度	安静時にも上記の自覚症状があり，少しの運動でも症状が悪化するもの

表6. Hugh-Jonesの呼吸困難度分類

Ⅰ度	同年齢の健康者と同様の労作ができ，歩行，階段の昇降も健康者なみにできる
Ⅱ度	同年齢の健康者と同様に歩行できるが，坂，階段は健康者なみにできない
Ⅲ度	平地でも健康者なみには歩けないが，自分のペースならば1.6km以上歩ける
Ⅳ度	休みながらでなければ50m以上歩けない
Ⅴ度	会話，着物の着脱にも息切れがする。息切れのため外出ができない

C．気腹による生理的変化と合併症

1）呼吸器系変化

（1）$PaCO_2$の上昇
原因：皮下気腫，高い気腹圧，低換気，心肺疾患など。

（2）CO_2気胸と縦隔気腫

（3）気管分岐部の位置の上昇
気腹，体位変換後の片肺換気の危険性。

（4）その他
気道内圧上昇，機能的残気量低下，肺コンプライアンス低下，無気肺増加，肺胞換気血流比ミスマッチ，barotrauma，誤嚥性肺炎。

2）循環器系変化

（1）血圧上昇（まれに低下），徐脈

（2）その他
中心静脈圧上昇，肺動脈楔入圧上昇，心拍出量減少，大血管・臓器血流の低下。

3）合併症
CO_2塞栓，気胸，気管支挿管，皮下気腫など。

より安全な腹腔鏡下手術を提供するには，術前からの合併症の予測，対処法の検討，場合によっては手術適応の見直しを図ることが重要である。また，不測の事態を早期に発見し，対処できるか否かが患者の予後に大きく影響するため，外科医と麻酔科医，コメディカル間のコミュニケーションが不可欠である。

4. 看護師への注意事項

1）術前訪問

患者の腹腔鏡下手術への不安の解消に努める。

観察項目：全身麻酔による開腹手術を受ける場合と大きな差はない。呼吸・循環器系合併症の有無，喫煙状況，下肢静脈瘤・血栓症・腹部手術創・腹満，腸閉塞の有無，体位確保の可能性（下肢の開脚可動範囲）の確認。トロッカー設置部位の清潔状況の確認。

2）必要機器・物品の準備・点検

医師，臨床工学技士（ME）と連携を図り，定期的に機器を点検し，物品の在庫数をチェック・補充する。術前には，オーダリングにて機器・物品の確認を行う（必要機器，物品名を必ずオーダーしてもらう）（**表7**）。また，他の手術と機器が重複していないか確認し調整する。

3）体外操作用・開腹用の器具の準備

出血，腹腔内癒着などによる開腹移行時の必要器具・物品を適宜準備する。

4）術式の理解

看護師は手術を円滑に進めるための重要なスタッフであることを十分認識し，医師と連携し施設における術式の定型化を積極的に進める。各部位の術式をマニュアル化する。

5）術式別の室内セッティング

医師と連携し体位のとり方，光学機器・モニター・器械台・電気メス・超音波切開凝固装置などの設置位置，注意点をマニュアル化する。
①手術台は上下・左右の可動が十分なものを選択する。
②周辺機器は回線が過負荷にならないよう電力の分散・地絡の点検などをMEと連携して行う。
③フットスイッチ・コード類を整理し，誤作動のないようにする。
④術者の位置の移動によりセッティングを変更する場合もある。

6）体位固定法と注意点

（1）体位固定法
①体位固定の場合，マジックベッドを使用することで患者に対する負荷が分散できる。また側板を併用することで固定力が増し安定を得ることができる。
②レビテータは下肢の固定や術中肛門操作にきわめて有用である（図5）。
③必要により肩当てパッドを用意する。

（2）神経麻痺の予防
①尺骨神経麻痺予防：両上肢は体側に沿わせてシーツで包み込む。
②腓骨神経麻痺，大腿神経麻痺予防：大腿の過伸展，過度の屈曲を避ける。

7）血栓予防；間欠的陽圧加圧装置（フロートロンなど）の装着

腹腔内圧上昇は下大静脈からの還流障害をきたしやすいので，血栓予防のために間欠的陽圧加圧装置を装着したほうがよい。

8）体温管理

CO_2ガスを送気することによる術中体温低下を予防する。

9）器械・器具の正確な扱い方の習得に努める

器具の部品や可動部，トロッカーの弁・安全機構の確認，自動縫合器のカートリッジ入れ替え・吻合器を正確に取り扱えるようにする。新しい機器導入時や定期的な研修会によりスキルアップに努める。

10）術中トラブルシューティング

あらかじめ様々なトラブルを想定し，対応についてマニュアルを作成する。

表7．必要機器・物品

光学機器（10 mm，5 mm，2 mm）
直視，斜視鏡（30°，45°），フレキシブルスコープ
電気メス，超音波切開凝固装置，LigaSure™，バイポーラシザース
気腹装置（設定圧・残量の確認，予備のボンベ確保），記録媒体の準備（DV・DVD・VHS），吸引器，洗浄器，洗浄用加圧バッグ，トロッカー，クリップ，自動縫合器，自動吻合器，鉗子，圧排用器具，ラップディスク，ラッププロテクター，X線ガーゼ，X線コメガーゼ，閉鎖用器具など

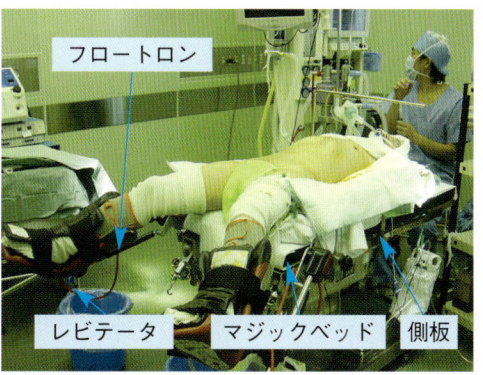

図5．体位固定の注意点

5. 患者に説明すべき項目

患者説明書

腹腔鏡下大腸手術について

（1）腹腔鏡下大腸手術の特徴について

　この手術法はお腹を切って手術をする従来の開腹手術と異なります。腹部に小さな穴を数カ所あけて，炭酸ガスを注入して膨らませたお腹に腹腔鏡（棒状のカメラ）や，鉗子などの手術器具を入れて手術をします（**図6**）。その後，大腸を取り出して病巣を切り取るため，最小限の皮膚切開を追加します。腸の切除方法・吻合法は今までの開腹手術と同様ですが，患者さんの体にかかる負担が少なく，開腹手術と比べて下記のような利点があります。日本でのこの手術法の歴史は浅く，1995年（平成7年）4月から健康保険で手術を受けることができるようになりました。最近では多くの施設で施行されるようになり，現在までに数万人の患者さんが手術を受けています。

（2）腹腔鏡下大腸手術の利点

①手術創が小さくできるために手術後の痛みが軽い。
②手術後の回復が早く，歩行や食事の開始，退院も早くできる。
③手術創が小さいために手術後の傷がめだたない。
④手術創が小さいためにお腹の中の癒着が少なく，術後の腸閉塞が少ない。

（3）腹腔鏡下大腸手術の欠点

①従来の開腹手術法に比べて，直接手で触れることができず，モニターをみながらの手術のため時間がかかる。
②腸の癒着が強い場合，手術中の予期しない出血，腸管の損傷などがあれば腹腔鏡下での手術ができません。この場合には従来の開腹手術に切り替えます。これまでの日本での報告では，開腹手術に移行した割合は3～4％とされています。
③手術で起こり得る合併症としては，開腹手術と同様に出血，感染，膿瘍，腸管損傷，腸管吻合不全（つないだ腸管から内容が漏れること）などがあります。腹腔鏡下手術の場合，お腹の中に炭酸ガスを注入して手術するために，ごくまれに皮膚の下に炭酸ガスがたまることがあります。また，手術の傷が感染して膿がたまることがあります。手術の後に腸閉塞を起こす可能性がありますが，開腹手術と比較して，腹壁創の小さな腹腔鏡下手術では，発生頻度は低いと考えられています。

④腹腔鏡下大腸手術は開腹手術と比べて、術後の長期の成績は変わらないといわれています。しかし、進行癌では現在両者の違いを比較するための試験が全国レベルで行われています。

(4) 腹腔鏡下大腸手術の創（図7）

図の部位に手術操作と大腸病変を取り出す創ができます（図に予定する手術創を記入）。

(5) 当院における開腹と腹腔鏡下大腸手術について（口頭説明もしくは記載）

①現在までの手術症例
②合併症発生率
③開腹手術との比較

以上、腹腔鏡下大腸手術の概要を説明しました。それぞれの患者さんの状態と大腸の病気の進み具合に合わせて、もっとも効果的な方針で手術に臨みます。

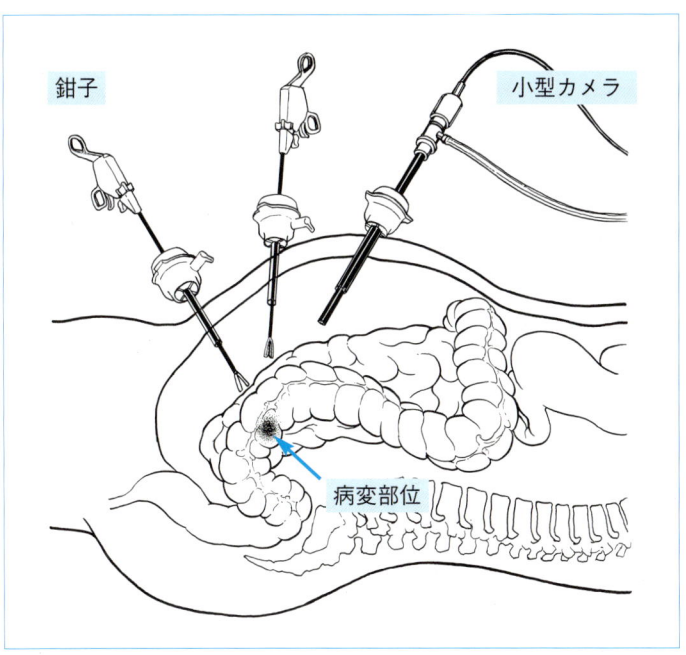

図6. 腹腔鏡下手術の様子

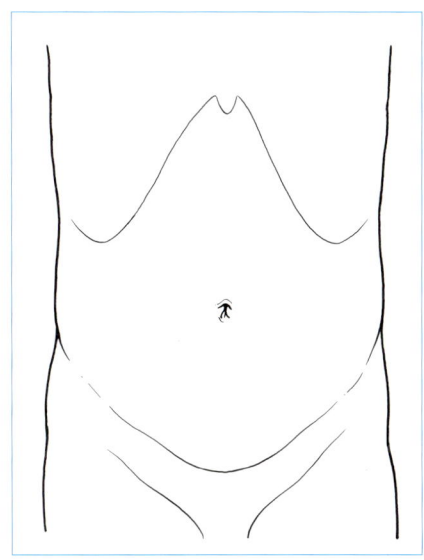

図7. 腹腔鏡下手術の創
予定手術創を記入する

6. 体位のとり方と注意点

　腹腔鏡下大腸切除術においては，術野からの小腸の排除が重要なポイントである。そのためには，術前の緩下剤による小腸内容の排出・減圧がまずは基本であるが，術中の体位，すなわち重力を利用した物理的な小腸の排除が必要となる。具体的には，右側結腸切除術においては頭低位・左下位，左側結腸手術においては頭低位・右下位をとることが多い（表8）ため，体幹部・四肢にかかる圧や牽引力による神経障害に留意し，これを防止すべきである。

　固定器具と実際：すべての腹腔鏡下大腸切除術において，下肢の固定にはレビテータを用いるとよい（図8）。これは，従来のあぶみ型支脚器と異なり，下腿以下で固定することで膝外側部の皮下を走行する腓骨神経への圧迫はなくなるので，同神経麻痺などの神経障害が少なく，また下肢の可動性に優れている。左側結腸切除術においては，消化管再建がdouble stapling techniqueとなることが多く，また，右側結腸切除術では，脚間に術者ないしは助手が立つことができるので，いずれの部位の腹腔鏡下手術でもレビテータを用いた砕石位がよい。

　次に上肢であるが，左右に広げた状態では，左右ローテーションがきついときには，上になるほうの腕が過伸展をきたしやすく，筋・腱の緊張による筋皮神経障害を起こす可能性がある。理想的には両上肢が肩より後ろに伸展することなく，前腕をやや屈曲させたような状態で固定するのがよいが，両上肢が腹側へ飛び出ていると手術操作に不都合が多い。そこで，両上肢を体幹につける，いわゆる'気をつけ'の姿勢が上肢の過伸展を防ぐことができるので，この体位をとるようにしている。その場合も，両上肢はマジックベッドの外側にしておくことが，上肢の外側に圧力がかからず，尺骨神経麻痺や橈骨神経麻痺を起こさないポイントである（表8）。そうすることで，術者・助手が腹部操作部から若干遠くなるが，左右ローテーションをかけるためにあまり気にならない。

　最後に体幹の固定にはマジックベッドを用いるとよく，ベッドの傾きによる体幹のズレを防ぎ，圧力を全体に受けることができる（図8）。しかし，頭低位がきつい場合には両肩に圧力を受け，これに時間がかかれば，場合によっては腕神経叢が垂直方向へ過度に牽引され，腕神経叢麻痺（とくに下位腕神経叢）を生じることがあるので注意を要する。さらに，マジックベッドと肩との間にアクションパッドなどを挟み圧力の減圧が必要である。また頭の固定には，ヘッドギアなどを用いている施設もあるが，両側の肩に当てたマジックベッドと頭の間にクッションなどを挟み込んで，頭の固定を同時に行うとよい（図9）。

　以上の固定のもとに，一定時間での減圧をすべきである。ある程度手術に慣れる

と，気腹時間も1時間から長くても2時間でおさまるが，それ以上になる場合，つまり2時間を限度に，頭低位あるいは左右ローテーションを解除すべきである．

表8. 体位と注意点

腹腔鏡下手術中の体位	●右側結腸手術：頭低位・左下位 ●左側結腸手術：頭低位・右下位 ●直腸手術：頭低位・砕石位
注意すべき神経障害	●上肢の過伸展→筋皮神経障害 ●上肢・肘関節の外側からの圧迫→尺骨・橈骨神経麻痺 ●過度，長時間の頭低位→腕神経叢麻痺 ●不良な砕石位→腓骨神経麻痺，坐骨神経麻痺

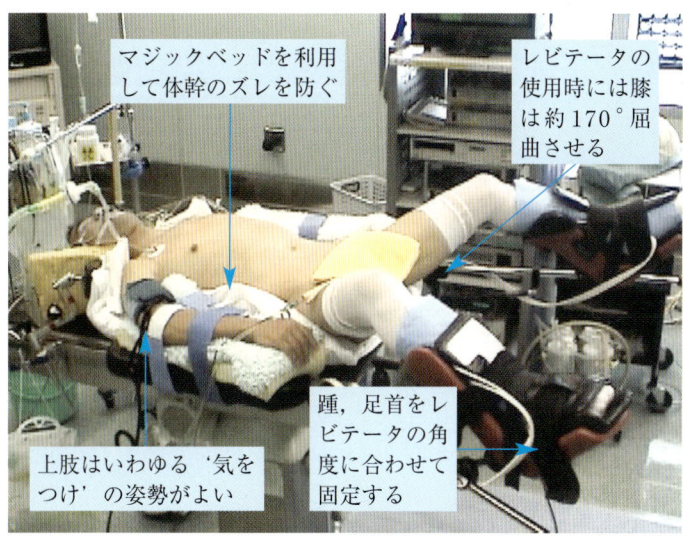

図8. 体幹の固定

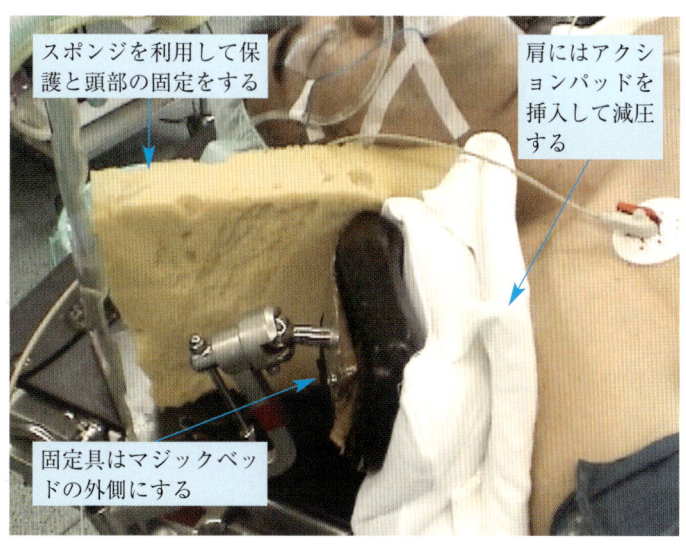

図9. 頭の固定

II

手術操作と注意点

1. 腹腔鏡下解剖
（1）右側結腸

　腹腔鏡下手術では，スコープポートが通常臍部のため，開腹手術のように上から腹腔内全体を俯瞰する視野とは異なり，低い位置で内側から外側をみる視野となる。このために，術野の奥に存在する構造物が開腹とやや異なる腹腔鏡下解剖の特性を認識する必要がある。

　横行結腸は間膜が存在するが，上行結腸は後腹膜に癒合し，Toldt fusion fasciaを形成している。頭側は横隔結腸ヒダ，肝結腸間膜，外側はwhite line，内側は小腸間膜付着部に続く。fusion fasciaの背面，後腹膜下筋膜（腎筋膜前葉，Gerota筋膜）前面の正しい層で剥離すると，ほとんど出血なく容易に剥離が可能である（図10）。

　後腹膜下筋膜の層は，十二指腸前面では前十二指腸膵頭筋膜，腎前面では腎筋膜前葉に続く。このため，この層を保持して剥離すれば十二指腸，膵，尿管，精巣血管は自然に後腹膜下筋膜の背側に温存される。早い時期にこれらを確認し背側に温存することが，副損傷を回避し安全に手術を行うポイントである（図11）。細血管の走行の違いで正しい層が認識でき，この層では尿管を確認できない場合が多い。外側から剥離するとfusion fasciaの間の層に入るが，内側から剥離すると後腹膜下筋膜の前面または後面のやや深い層に入りやすいことを認識すべきである。

　上腸間膜動静脈の分岐形式は左側に比べ複雑である（図12）。上腸間膜動脈（SMA）より結腸への最初の分枝は中結腸動脈（MCA）で98％に存在し，70％は膵下縁付近で分枝する。ほかは，より尾側で分枝する場合や2本以上存在する場合がある。右結腸動脈（RCA）がSMAから直接分枝するのは約10〜30％で，胃結腸静脈幹（GCT）尾側を右側へ走行することが多い。GCTから回結腸静脈流入部までがsurgical trunk（ST）で，右側結腸癌の郭清のポイントとなる部位である。

　回結腸動静脈はともに100％存在し，必ず十二指腸水平部（前面の脂肪層が薄いため視認できることが多い）の尾側でSMAから直接分枝し回盲部へ向かうため，STの郭清を開始するときの指標となる。このため，この血管の索状を確認し，腹側に牽引し吊り上げることが回結腸動脈（ICA）根部の郭清を容易にするコツである。

　ICAは上腸間膜静脈（SMV）の背側または腹側を右側へ走行する。動脈周囲は神経線維が多く，静脈周囲のほうが剥離郭清が容易である。SMVはSMAの右側に存在するが，頭側ではやや離れて走行する。静脈の分岐はおおむね動脈の分岐形式と一致するが，GCT付近は動脈と独立した分岐走行を示し，GCTを形成するのは69％にとどまる。

　結腸枝の70％は中結腸静脈（MCV）領域からの血流で，この静脈は裂けて出血しやすいため注意する。STの郭清を頭側に進める場合には剥離面が膵表面，膵下縁に近接するため損傷に注意する。MCAを含めて頭側を郭清する場合には，3D-CTによる血管系情報が有用である。

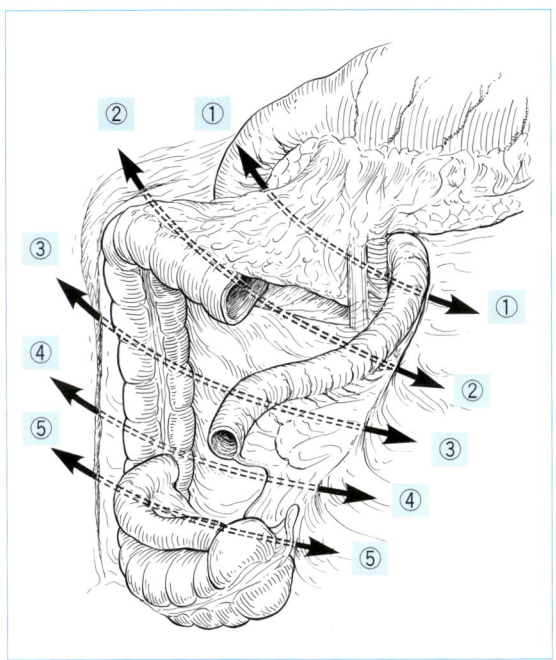

図10. 右側結腸と膜構造

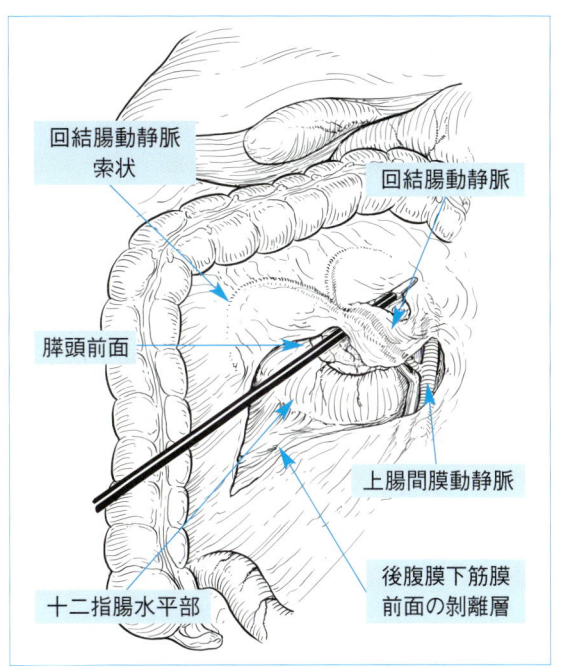

図11. surgical trunk 周囲の解剖学的関係
早い時期に後腹膜を剥離し膵, 十二指腸, 尿管, 精巣(卵巣) 血管を後腹膜下筋膜の背側に温存する

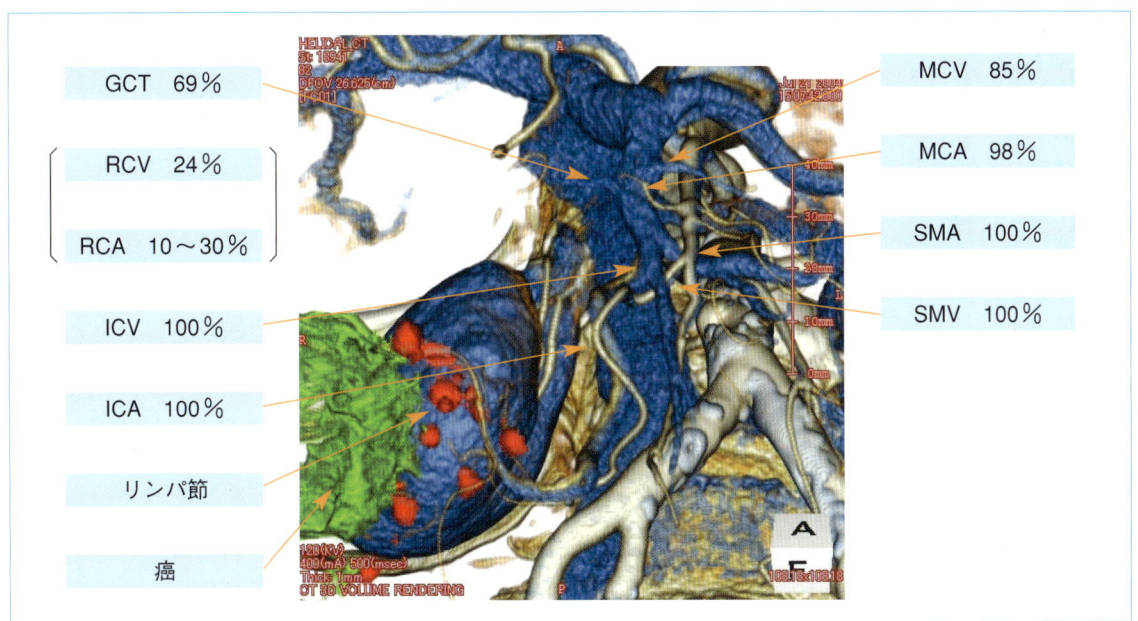

図12. 3D-CTでみた上腸間膜動静脈の分枝と頻度

1. 腹腔鏡下解剖
（2）横行結腸

　横行結腸は上中腹部を左右に横断する，腸管固定や結腸間膜固定のない結腸である。それゆえ横行結腸中間部の結腸部分切除では"授動不要"で切除可能となる。しかし，多少なりとも病変が口側または肛門側に偏在していれば，肝彎曲や脾彎曲の授動が必要となり，その判断を含め腹腔鏡下手術が有用である。また肥満などで肥厚した大網は，計画的に切除デザインを決定する必要がある。さらに，中結腸動静脈は個人差が大きいため，分岐パターンの認識をしておくべきである。以下，外科解剖の要点を述べる。

A．大網・網嚢

　大網は胃大彎側から胃大網動静脈分枝とともに尾側に垂れ下がり，途中，横行結腸の大網ヒモに付着し，さらに尾側までカーテン状に垂れる。胃結腸間の大網の背側に網嚢腔を形成する。網嚢腔の背側壁は横行結腸間膜，膵で構成される。網嚢を開放するには，腹側から大網を切開するか，大網を反転して結腸ヒモとの生理的癒着を切離する。大網は癌近傍を除いて必ずしも切除の必要はなく，授動が目的の際は後者の方法で大網は温存する。

B．結腸間膜

　結腸間膜は血管系を含んだ膜である。横行結腸右側では上腸間膜動静脈から扇形に血管系が走行していて，十二指腸，膵頭部に沿った筋膜（前十二指腸膵頭筋膜）で剝離することにより結腸間膜が授動され，あとは肝彎曲から十二指腸頭側の腹膜を切開することで結腸も完全に授動される（図13）。一方，横行結腸左側では脾静脈あるいは下腸間膜静脈に流入する分枝が存在することもあり，これらは膵の下縁から背側に入っていく。左側結腸間膜付着部は膵下縁付近の結合織として認識され，これとこの中の血管（主に副中結腸静脈）を切離すると間膜が授動され，脾彎曲の外側腹膜を切離することで結腸も完全に授動される。

C．中結腸動静脈

　中結腸動脈は分枝後右枝，左枝に分かれるが，右枝は肝彎曲方向，左枝は横行結腸方向に分布することが多く，右枝，左枝が共通幹を形成すること（狭義の中結腸動脈）は50％弱といわれる。また独立分枝の右結腸動脈，横行結腸動脈，副左結腸動脈は10％ほど存在する（図14）。一方，横行結腸をドレナージする中結腸静脈の数は1本：38％，2本：50％，3本：12％，主たる中結腸静脈の流入する血管は上腸間膜静脈85％，胃結腸静脈幹12％，脾静脈3％であった。胃結腸静脈幹は約70％に存在し，このうちの結腸枝は横行結腸をドレナージするものが76％であった（図15）。

D．腹腔鏡下手術のポイント

　横行結腸右側では上腸間膜静脈より右側に分布する血管，結腸間膜を前十二指腸膵頭筋膜から剝離しておくことと，胃結腸静脈幹の結腸枝の処理，左側では膵下縁に入る血管を含んだ結腸間膜からの結合織を確実に切離しておくことである。これらの操作を怠ると横行結腸の十分な可動性が得られなかったり，思わぬ出血をみることがある。

参考文献

1) Jean-Pierre VanDamme, et al：The colic arteries and the blood supply of the right and transverse colon. In： Vascular Anatomy in Abdominal Surgery. Thiema Medical Publishers, New York, 1990, pp52-56.
2) Yamaguchi S, et al：Venous anatomy of the right colon：Precise structure of the major veins and gastrocolic trunk in 58 cadavers. Dis Colon Rectum　45：1337-1340, 2002.

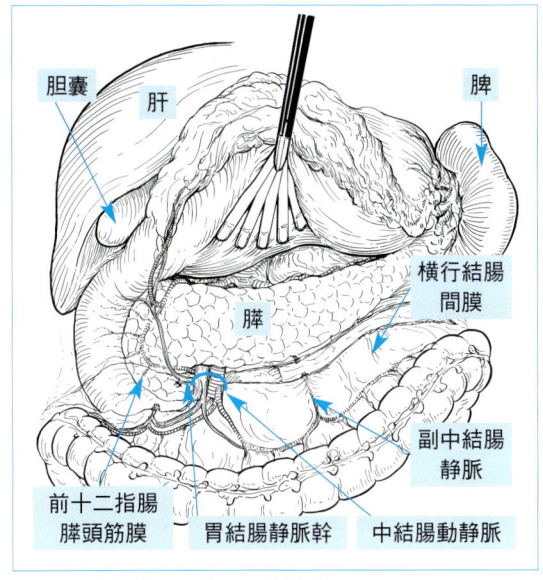

図13. 横行結腸間膜の切離授動

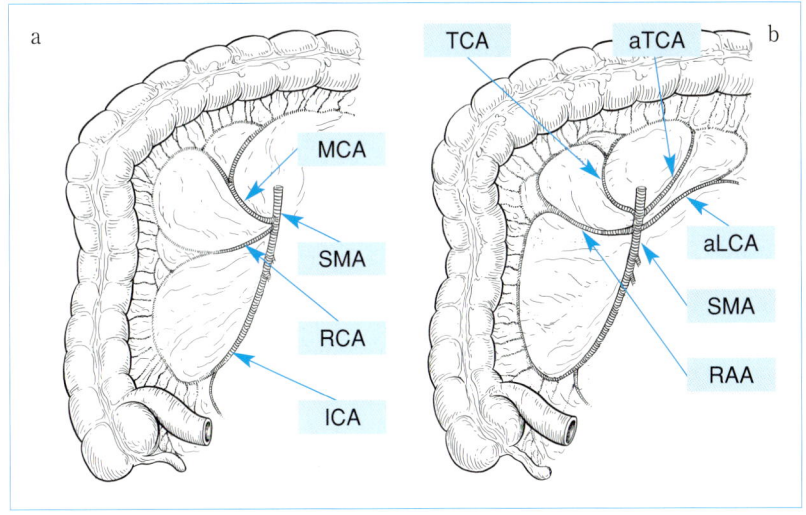

図14. 横行結腸の動脈
MCA：中結腸動脈（46％）
RAA：右彎曲動脈（32％）
TCA：横行結腸動脈（12％）
aTCA：副横行結腸動脈（3％）
aLCA：副左結腸動脈（7％）
RCA：右結腸動脈（13％）
SMA：上腸間膜動脈

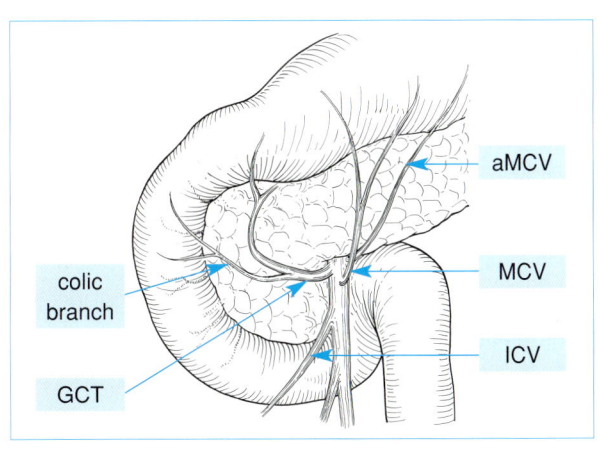

図15. 横行結腸の静脈
ICV：回結腸静脈（100％），RCV：右結腸静脈（43％），MCV：中結腸静脈（100％），aMCV：副中結腸静脈＝1本（50％），2本（12％），GCT：胃結腸静脈幹（69％），GCTの結腸枝（重複あり）＝MCV（18％），aMCV（58％），RCV（28％）

1. 腹腔鏡下解剖
（3）左側結腸

A．左側結腸の発生と構造

　左側結腸は後腸に由来し，発生過程において中腸が上腸間膜動脈を軸に反時計方向に270°回転する際に左側に倒れて，頭側の腸間膜後葉は壁側腹膜に癒着する（Toldt癒合筋膜：Toldt fusion fascia）。この部位が下行結腸となり，癒着のない部位がS状結腸となるが，通常，加齢とともに癒着が生じる。下行結腸は左結腸曲（脾彎曲部）に始まり，左側腸骨稜の高さでS状結腸に移行する。岬角から第2仙椎の高さに位置する部位は，解剖学的にはS状結腸に含まれるが，外科的には直腸に分類される。

B．左側結腸の膜構造

　図16に下腸間膜動脈のやや尾側における断面図を示した。前述したToldt fusion fasciaは本来，結腸間膜と壁側腹膜となるべき膜同士が癒合した膜ととらえることができる。その背側を構成する膜は腎筋膜と呼ばれ，左側結腸の剝離授動の際はこの前面を剝離することになる。

　しかし一方で，腹腔鏡下手術における外側アプローチと内側アプローチでは，剝離層が1層異なることが，経験上よく知られている。これは腎筋膜が決して1枚の膜ではないことによる。腎筋膜はその尾側において，下腹神経と尿管とを覆う尿管下腹神経筋膜と精巣（卵巣）動静脈を覆う筋膜に連続しており，Toldt fusion fasciaの最背側に位置する。外側アプローチではToldt fusion fasciaの剝離層に容易に到達できるのに対して，内側アプローチではこれが困難で，むしろこの尿管下腹神経筋膜の前面のほうに入りやすい。

C．左側結腸の血管，神経分枝

1）動脈系

　左側結腸の主幹動脈は下腸間膜動脈である。下腸間膜動脈は大動脈より起こり，さらに左結腸動脈とS状結腸動脈を分枝するが，この分枝形式には多くの変異が存在する[1]（図17）。

　結腸動脈は腸管近傍で吻合して動脈弓を形成し，相互に連絡し合って辺縁動脈を形成して腸管に直動脈を分枝している。左側結腸では，この動脈弓の形成や吻合が不完全である部位が存在する。1つは左結腸曲のGriffiths吻合（Griffiths' point）で，この部位では30％以上の頻度で吻合が未発達か，欠損している。もう1つはSudeckの臨界点（Sudeck's point）で，この部位におけるS状結腸動脈と上直腸動脈との吻合動脈弓の欠損が高率（約60％以上）に認められ，未発達な症例も含めると90％の頻度となる[2]（図18）。

2）静脈系

　左側結腸の静脈は同名の動脈に併走して下腸間膜静脈に流入し，脾静脈に至る。下腸間膜静脈は下腸間膜動脈に併走せず，離れた外側を走行し，左側結腸の動脈弓と近接していることも少なくないので，処理の際に注意を要する。

3）神経系

　左右腰内臓神経は下腸間膜動脈を包むように大動脈前面に分布し（図16），左右総腸骨動脈分岐部付近で上下腹神経叢を形成する。

参考文献

1) Griffiths JD：Surgical anatomy of the blood supply of the distal colon. Ann Roy Coll Surg 19：241-256, 1956.
2) Basmajian JV：The marginal anastomoses of the arteries to the large intestine. Surg Gynecol Obstet 99：614-616, 1954.

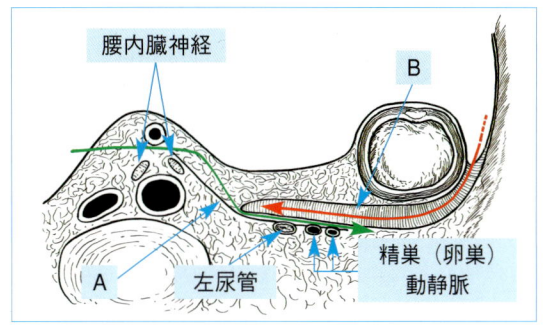

図16．左側結腸の膜構造
A：尿管下腹神経（精系）筋膜，B：Toldt癒合筋膜（Toldt fusion fascia），→：外側アプローチの剥離線，→：内側アプローチの剥離線

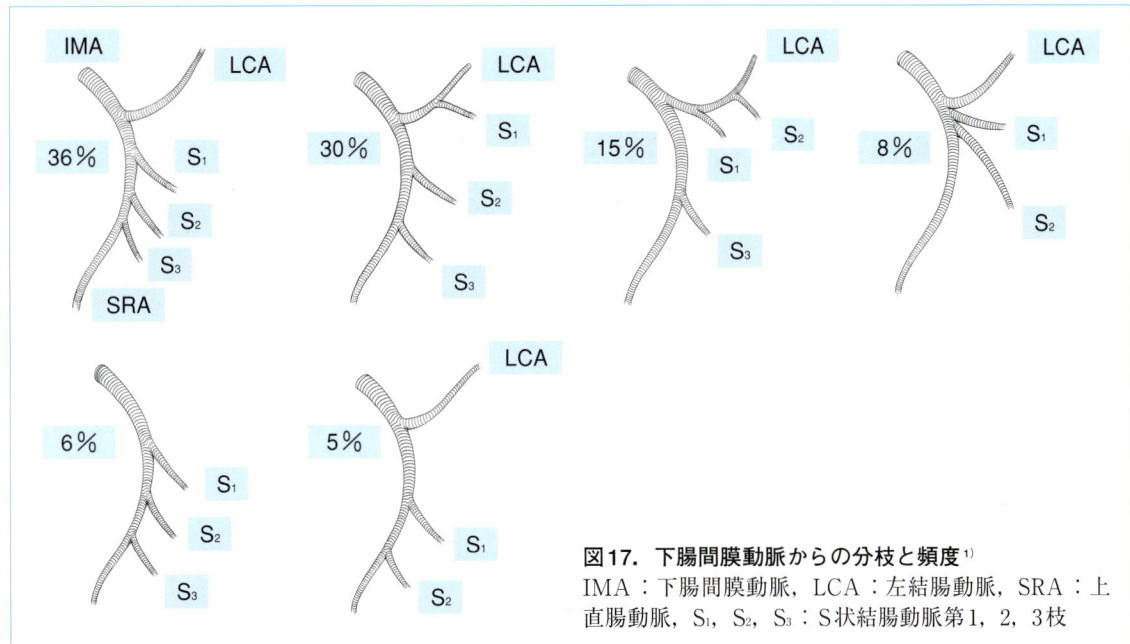

図17．下腸間膜動脈からの分枝と頻度[1)]
IMA：下腸間膜動脈，LCA：左結腸動脈，SRA：上直腸動脈，S_1, S_2, S_3：S状結腸動脈第1, 2, 3枝

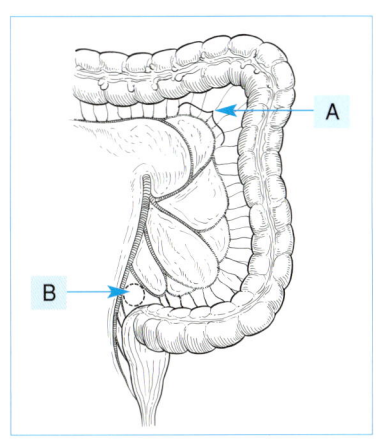

図18．Griffiths吻合とSudeckの臨界点
A：Griffiths吻合（Griffiths' point），B：Sudeckの臨界点（Sudeck's point）

1. 腹腔鏡下解剖
（4）直 腸

本稿では，直腸癌手術において必要不可欠な直腸外科解剖のポイントを腹腔鏡下手術の観点から述べる。

A．直腸の後側壁の剝離授動層の解剖

後腹膜下筋膜から尿管下腹神経筋膜の前面で直腸の剝離を肛門側へ進め，下腹神経から骨盤神経叢を温存しつつ，直腸を授動する（図19）。この際，後壁側では直腸固有筋膜を破らず，直腸固有筋膜で直腸間膜を包み込むように，いわゆるTME（total mesorectal excision）の層で剝離を骨盤底へ進め，直腸仙骨靱帯を切離して肛門尾骨靱帯と肛門挙筋（腸骨尾骨筋から恥骨尾骨筋）を確認する。

骨盤神経叢は下腹神経と仙骨内臓神経に第2～4仙骨神経の骨盤内臓神経が加わって構成される。腹腔鏡下では，腹腔鏡の近接視・拡大視効果により，下腹神経から骨盤神経叢ならびに，これに合流する第3，4仙骨神経も直腸固有筋膜からシャープに剝離して温存する。

B．直腸の前側壁の剝離授動層の解剖

前壁側では腹膜反転部で腹膜を切離して，男性では精囊，女性では腟後壁を確認してDenonvilliers筋膜を切除側に付けつつ肛門側へ剝離を進める。直腸前側壁において，男性では膀胱直腸間隙，女性では子宮直腸間隙へと剝離を進めるが，腹腔鏡の近接視・拡大視効果により，neurovascular bundleが明瞭に確認でき，これを的確に温存した繊細な剝離が行える利点がある。膀胱/子宮直腸間隙と前述した後側壁側剝離面の間で，中直腸動脈と骨盤神経叢の直腸枝からなる側方靱帯を確認し，骨盤神経叢本幹を損傷しないように肛門挙筋（とくに恥骨尾骨筋）まで処理を進める（図20）。これにより，自律神経完全温存のTMEの層での下部直腸の剝離授動が完了する。

C．直腸間膜処理と直腸切離時の解剖

低位前方切除における直腸切離予定部の直腸間膜処理は，腹腔鏡下手術では操作方向に制限があるため，とくに後壁側の直腸間膜処理が病変側に偏位して甘くならないように注意する必要がある。すなわち，まず前壁側から両側へ剝離を進めて直腸の側壁を露出した後に，直腸側壁の剝離面を指標にして後壁側の直腸間膜を処理すると，病変部肛門側の直腸間膜も十分に切除側に含まれる（図21a）。なお直腸間膜内には，左側は前壁寄りに1ヵ所，右側は前壁寄りと後壁寄りの2ヵ所に上直腸動静脈が走行しているので，間膜処理の際に確実に止血する。

また，低位での直腸切離において，ステイプラーを右下腹から挿入するとよいが，解剖学的に前壁側の病変のほうが適切なsurgical margin（DM）の確保が困難なことに注意する必要がある（図21b）。とくに腹腔鏡下手術では，いわゆる左手での病変部の確保ができないことや，口側腸管の牽引と直腸切離方向に制限があるため，低位での的確な直腸切離が困難なことが少なくない。

不用意な偶発症・合併症や予期せぬ再発を回避して腹腔鏡下直腸癌手術の有用性を最大限に引き出すには，腹腔鏡下の外科解剖を熟知して，腹腔鏡下手術の利点と問題点および限界を理解しておくことが必要不可欠である。

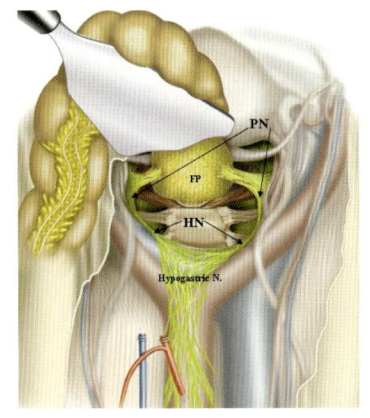

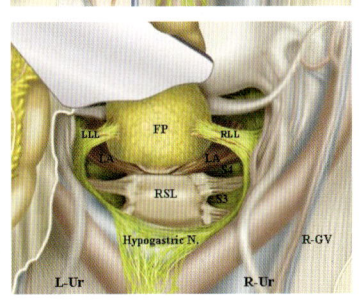

図19. 直腸の後側壁の剝離層の解剖
hypogastric N：上下腹神経叢，HN：下腹神経，PN：骨盤神経叢，FP：直腸固有筋膜，RSL：直腸仙骨靱帯，S_3/S_4：第3，4仙骨神経，RLL/LLL：右左側方靱帯，LA：肛門挙筋，R/L-Ur：右左尿管，R-GV：右精巣/卵巣動静脈

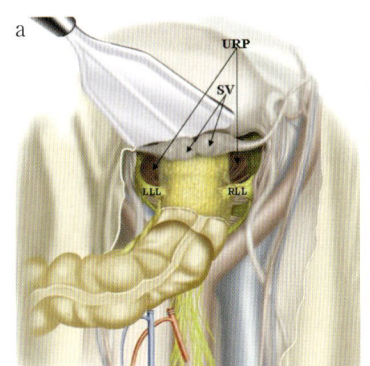
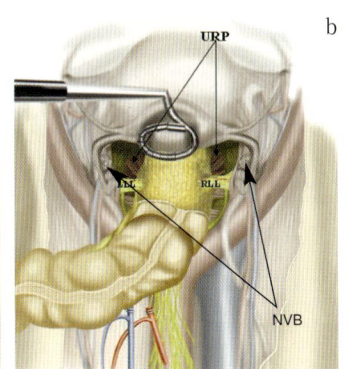

図20. 直腸の前側壁の剝離授動層の解剖
a：男性，b：女性
URP：膀胱/子宮直腸間隙，SV：精囊，RLL/LLL：右左側方靱帯
NVB：neurovascular bundle

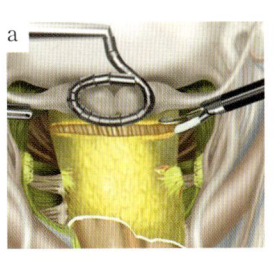
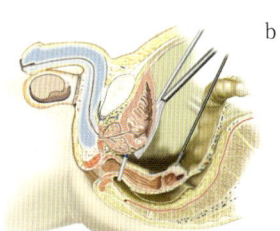
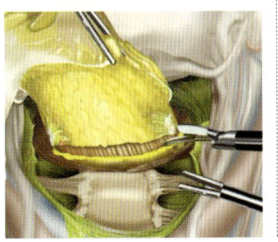
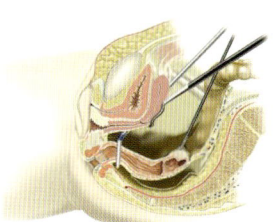

図21. 直腸間膜処理と直腸切離時の解剖

2. ポート・小開腹位置決定法

　合理的なポートの位置は手術の手順に従って，どのポートがどの場所でどのような役割を果たすかをすべて想定し，過不足なく決定しなければならない。病変部位や術式によってポートのサイズや位置は異なるが，ポートの適正な位置が決まっていなければ手術の円滑な進行は望めない。腸管を露出する小開腹創と同じ位置にポートを挿入すれば，最終的に創の数を減らすことができる。われわれは，小開腹創をはじめにおき，ラップディスクを装着後，第1ポートを挿入し気腹する。そこからの腹腔鏡観察により各ポートを挿入している。

　右側結腸，横行結腸症例では，小開腹創は臍部と剣状突起のほぼ中央に約4～5 cmとする（図22）。理由は，腹腔鏡下に右側結腸を授動し体外にて腸管切除・吻合を行う場合，臍部より頭側に小開腹創をおいたほうが横行結腸は十分に体外へ引き出せ操作が楽に行えるからである。

　左側結腸や直腸に病変がある場合は，約3 cmの小開腹創を下腹部正中においている（図23）。腹腔鏡下に血管処理を行えば，腸管は容易に下腹部正中から引き出すことが可能である。しかし，体外へ引き出した後に血管処理を行う場合に限り，小開腹創を臍部寄りにおくとよい。われわれが小開腹創を臍部におかない理由は，創感染や腸管癒着の予防と整容性の向上である。

　カメラポート：左側結腸・直腸の病変では臍上，右側結腸・横行結腸の病変では臍下としている。臍周囲にカメラポートをおくと，腹腔内の観察と鉗子操作のためには有効である。カメラは軟性鏡または硬性鏡なら斜視鏡（30°，45°）がよく用いられる。

　鉗子ポート：術者と助手の鉗子がより有効に働くよう配置する。基本的には郭清操作，腸管授動，腸間膜処理そして腸管切離・吻合の各々に対してどの位置にポートを穿刺するかを考える。次に手技の流れに沿って兼用できるポートの位置を修正する。

　ポートの位置は，多くの症例をこなしながら少しずつ決定されていくものである。定型化された術式を施行している施設のポート位置を参考にすることをお勧めする。また，必要時のポートの追加には躊躇せず，安全な手技を優先することを忘れてはならない。

ポート挿入の注意点ならびにコツ
①腹壁直下のフリースペースの広い中腹部あたりから順に穿刺する。
②体位変換を利用して穿刺部直下の腸管を排除する。
③腹壁に垂直に何度も捻りながらゆっくり穿刺する。
④穿刺の力だけではなく，いつでもブレーキをかけられるように構える。
⑤鉗子が自由に開閉できるよう，腹腔内に突出する長さは必要最小限にしておく。
⑥下腹壁動静脈を確実に避ける。
⑦穿刺時の腹壁のたわみが大きい場合，近くのポートを傾け腹壁を吊り上げると，腸管との距離が稼げ安全に挿入できる。

2．ポート・小開腹位置決定法　　27

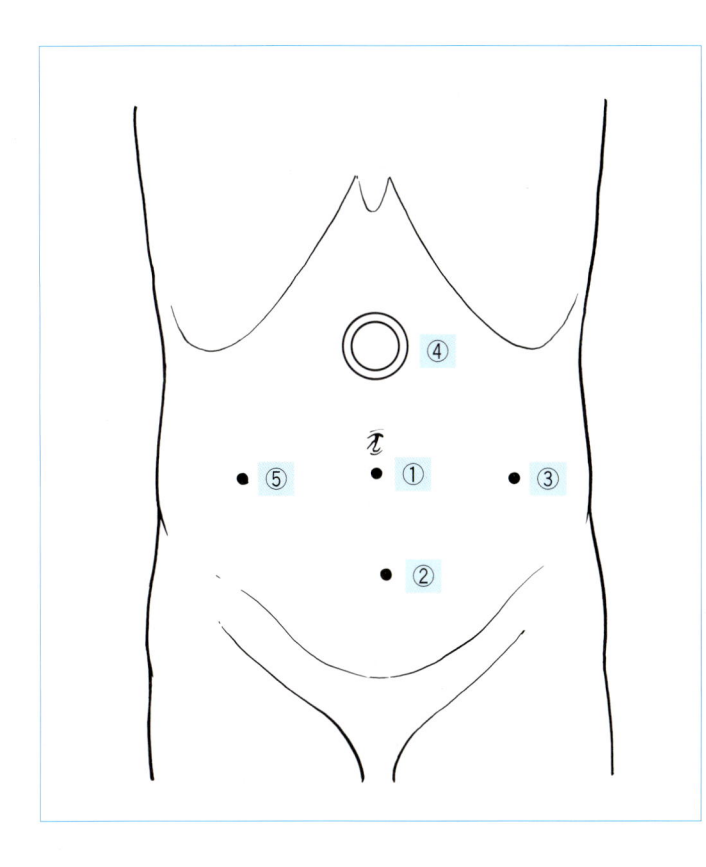

図22．右側結腸のポート位置
約4〜5 cmの小開腹創（④）を先に剣状突起と臍部のほぼ中央におく。ラップディスクを装着し，そこからのスコープ観察により順次トロッカーを刺していく
①5 mmカメラポート，②5 mmポート：術者左手，③5 mmポート：術者右手，④12 mmポート：術者右手あるいは助手左手，⑤5 mmポート：術者左手あるいは助手右手

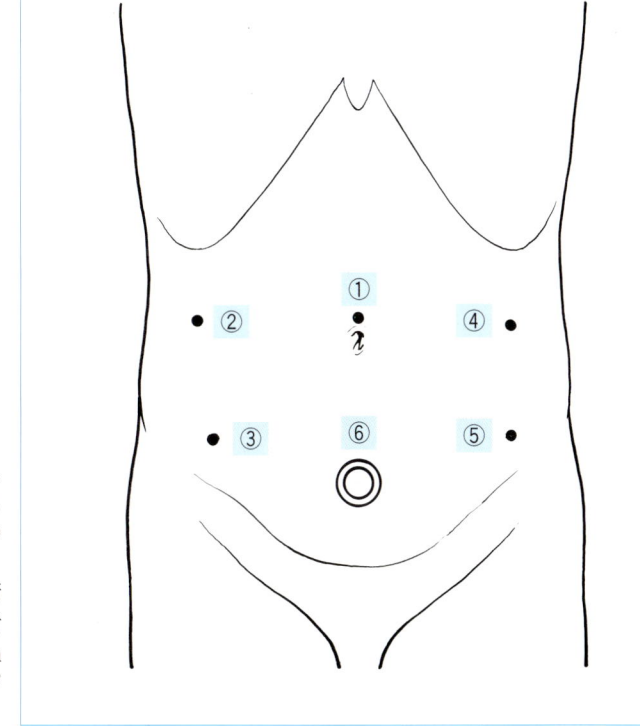

図23．左側結腸・直腸のポート位置
約3 cmの小開腹創を先に下腹部正中におく。ラップディスクミニを装着し，そこからのスコープ観察により順次トロッカーを刺していく
①5 mmカメラポート，②5 mmポート：術者左手，③5 mmまたは12mmポート：術者右手，④5 mmポート：助手右手，⑤5 mmポート：助手左手，⑥5 mmまたは12mmポート

3. 右側結腸の視野展開と剥離法

A．手術の前に

①麻酔導入時のマスク換気の前に胃管を挿入し，腸管内への空気の流入を防ぐ．
②ローテーションテストで体位変換時の固定の安全性を確認する．

B．ポートの位置

図24のごとく①臍下部，②上腹部正中，③右下腹部，④左下腹部，状況に応じ⑤右中腹部を追加する．

C．視野展開

1）外側アプローチ

①体位は頭低位左半側臥位．術者は患者（開脚位）の脚間，助手は患者左側で手術を開始する．
②大網，横行結腸を肝前面に挙上し，小腸を左上腹部へ排除する．
③助手は盲腸を②のポートより把持し，愛護的に左頭側へ牽引し，回盲部を展開する．
④回盲部尾側の後腹膜背側に右総腸骨動脈，右尿管，右精巣（卵巣）動静脈を透見する（図25）．

2）内側アプローチ

①体位は左半側臥位．
②大網，横行結腸を肝前面に挙上し，小腸を左下腹部，骨盤内へ排除する．
③結腸間膜を展開し，その背側に十二指腸を透見し，回結腸動静脈の索状物を確認する（図26）．

3．右側結腸の視野展開と剥離法　29

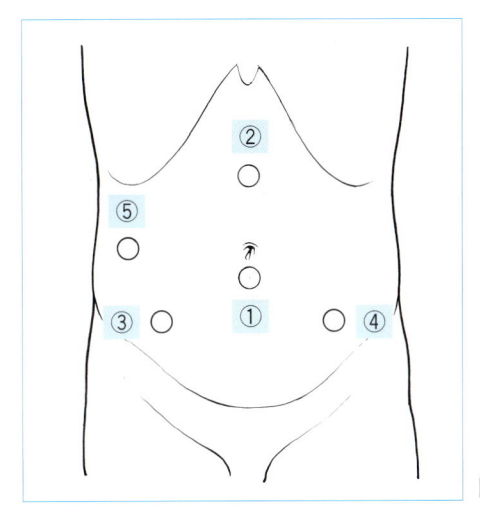

図24．ポートの位置

右精巣（卵巣）動静脈

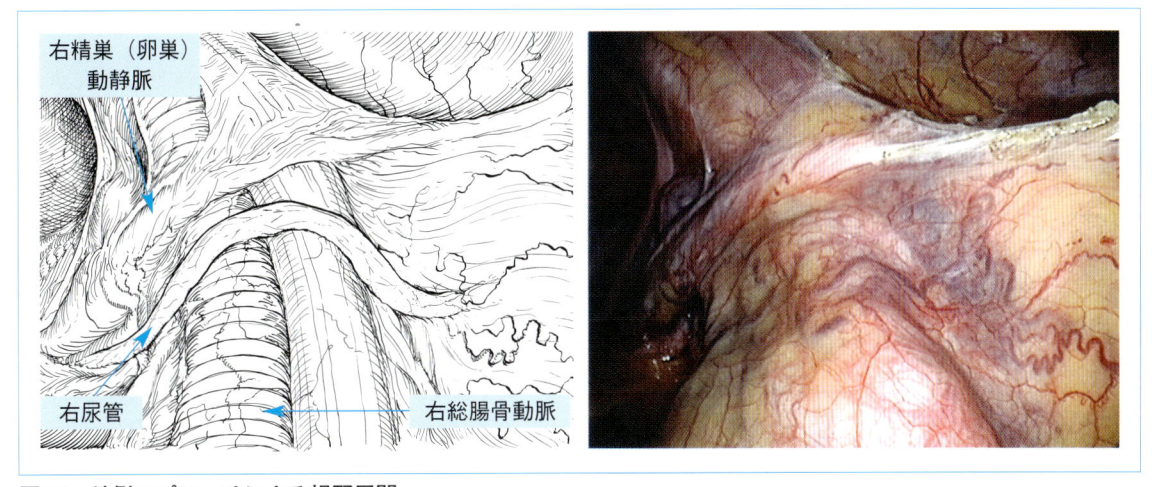

右尿管　　　右総腸骨動脈

図25．外側アプローチによる視野展開

十二指腸

回結腸動静脈（索状物）

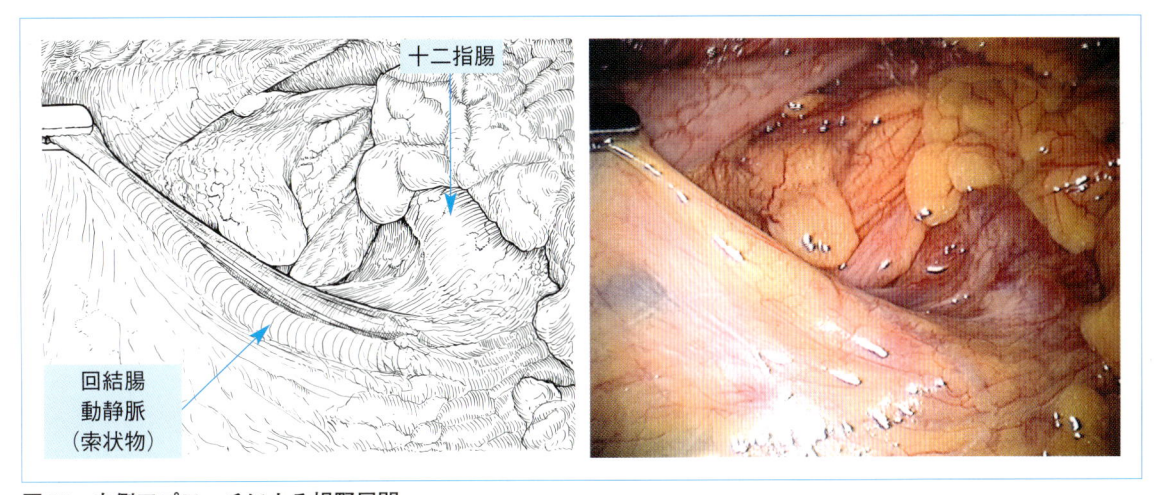

図26．内側アプローチによる視野展開

D. 剥離授動

1）外側アプローチ

（1）回盲部の剥離授動

①術者は③のポートより手術操作を，助手が把持鉗子で牽引（②のポート）する．回腸対側の後腹膜側を把持し，尿管，精巣（卵巣）動静脈の腹側で，回盲部から回腸腸間膜付着部を切開する（④のポート）．

②尿管，精巣（卵巣）動静脈の前面の層（Toldt fusion fascia）を保持し，頭側へ剥離を進める（図27）．

③頭側へ剥離を進め，十二指腸下行〜水平脚を確認し，この前面（前膵頭十二指腸筋膜前面）を剥離して，（膵頭）十二指腸を後腹膜側へ排除する．

④内側は下大静脈が存在するので十分注意し，剥離はこれの前面までとする．

⑤white lineで後腹膜を切開し，下行結腸を剥離し腎前筋膜前面を露出する．

（2）肝彎曲部の剥離授動

体位は頭高位左半側臥位．

術者は患者左側，助手は脚間へ移動する．

①助手は④のポートより横行結腸を左方尾側に牽引する．

②術者は②③のポートを用い，網嚢腔を展開し，切開を肝彎曲に向かい進める（一部癒着した大網も切離する）．

③肝結腸間膜を切開し，外側からの剥離層と連続させる．

④十二指腸下行脚を露出して，膵頭十二指腸筋膜前面で回盲部からの剥離層と連続し，右側結腸の剥離授動を終了する．

胃結腸静脈幹への流入静脈の損傷には十分に注意する．

2）内側アプローチ

①回結腸動静脈の索状物を腹側へ挙上（③のポート）し，その尾側陥凹部で腸間膜前葉を切開し，回結腸動静脈の根部近傍まで切開線を広げる（④のポート）．

②Toldt fusion fascia前面で剥離を頭側に進めると，十二指腸下行〜水平脚を認める．前膵頭十二指腸筋膜前面でさらに剥離を進め，膵頭十二指腸を後腹膜側に温存する（図28）．

③回結腸動静脈頭側の結腸間膜を切開し，動静脈を拾い上げ血管処理（別項）を行う．

④右腎前筋膜前面まで剥離を連続させる．

その後は，外側アプローチと同様に体位変換，剥離授動を行うが，すでに膵頭十二指腸筋膜，右腎前筋膜の剥離操作がされているので，その後の外側からの操作は比較的容易である．

剥離授動の完成の目安は，右側結腸を左側に脱転し，臍部のスコープから垂直に腹腔内をみた際，下大静脈前面と十二指腸第2，3部，膵頭前面が完全に剥離されていることとする（図29）．

以上，右側結腸の視野展開，剥離授動について述べたが，助手の愛護的な牽引と体位変換，適切な層の保持が重要であり，迷ったら一歩後退し，確認作業をしながら前進していくことが安全な手術につながるものと思われる．

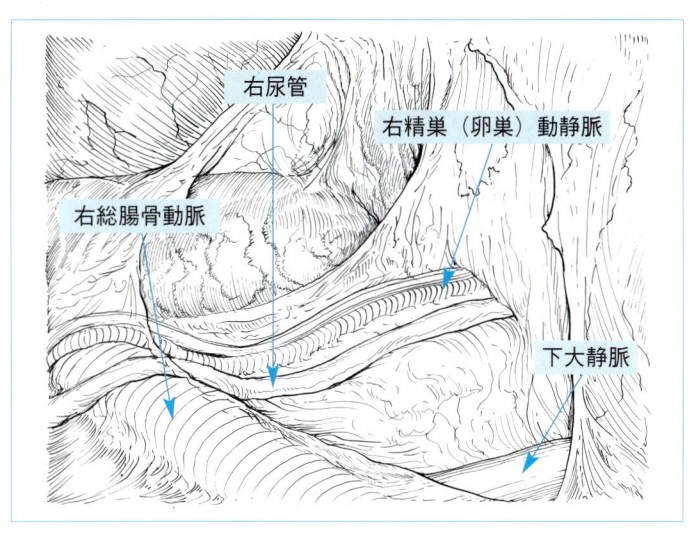

図27. 回盲部の剝離授動

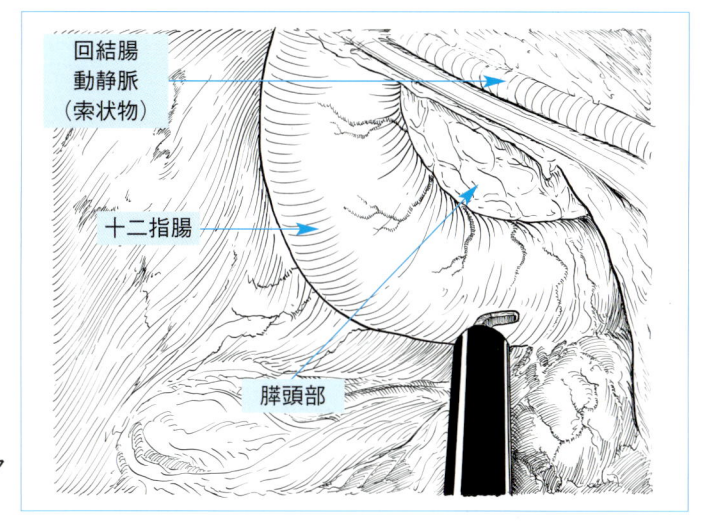

図28. 膵頭十二指腸の剝離・温存（内側アプローチ）

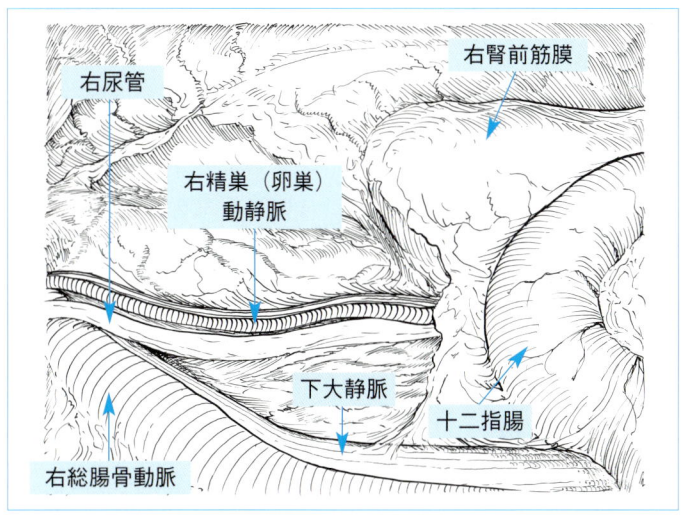

図29. 剝離授動の完成（内側アプローチ）

4. 右側結腸のリンパ節郭清と血管処理

　右側結腸の主幹動脈である回結腸動脈，右結腸動脈，中結腸動脈の根部近傍の背側には，十二指腸や膵がある。これらの臓器を損傷しないように，郭清および血管処理を行う前に結腸間膜と後腹膜との間を剝離しておくと，安全に郭清および血管処理を行うことができる。

　体位は水平位からやや左半側臥位とし，小腸を骨盤内，横行結腸を頭側へ移動させて，術野の妨げにならないようにする。横行結腸が長い場合には，やや頭低位として横行結腸が術野に落ちてこないようにする。

　上腸間膜動静脈と回結腸動静脈のpedicleを確認し，その尾側の腸間膜の切離から開始する（図30）。この部位は腸間膜脂肪が比較的薄く，後腹膜との剝離層と交通させやすい。腸間膜脂肪が厚い場合は，一気に後腹膜の剝離層と交通させようとせずに，間口を広げるために回結腸動脈根部に向かって腸間膜の漿膜葉の切開を進めながら背側への切離も進め，後腹膜との剝離層と交通させるようにする。間口を広くしてから背側への切離を進めないと，出血した場合の対処ができないことがある。後腹膜との剝離層と交通すると，十二指腸の水平部がみえるので，回結腸動静脈が十二指腸の水平部のレベルで分岐していることを確認する。

　D2郭清の場合は，回結腸動静脈および右結腸動静脈の根部近傍まで腸間膜の切離を行い，LigaSure Atlas™や自動縫合器にて血管と腸間膜を一括切離する（図31）。回結腸動静脈などの血管を露出させてクリップしてもよいが，手術時間や操作の煩雑さを考えると，これらのデバイスを使用したほうが簡便である。

　D3郭清の場合は，超音波切開凝固装置にて腸間膜の切離を左側頭側に進め，まず上腸間膜静脈の右側壁を露出する（図32）。この部位にて上腸間膜静脈の前面，さらに上腸間膜静脈の左側やや背側に位置する上腸間膜動脈の前面も露出させておく。上腸間膜静脈は血管壁を露出させるが，上腸間膜動脈は動脈周囲の神経叢を温存した状態で露出させる。この段階で層をきちんと出しておくことが，中枢側への郭清を安全に行うために大切である。

　中枢側への郭清を進めるときには，右側結腸の血管分岐にはバリエーションがあるので，損傷しないように慎重に郭清を行わなくてはならない。弱彎の剝離鉗子にて薄い膜状に剝離しながら，その膜を1枚ずつ超音波切開凝固装置で切離していく方法が安全である。索状物があったら注意深く観察し，超音波切開凝固装置で切離が可能なものかを的確に判断しながら剝離を進める。細い索状物でも引きちぎると出血することが多いので，そのつど止血しながら切離を進める。oozingした場合には，ガーゼ圧迫にて止血する。

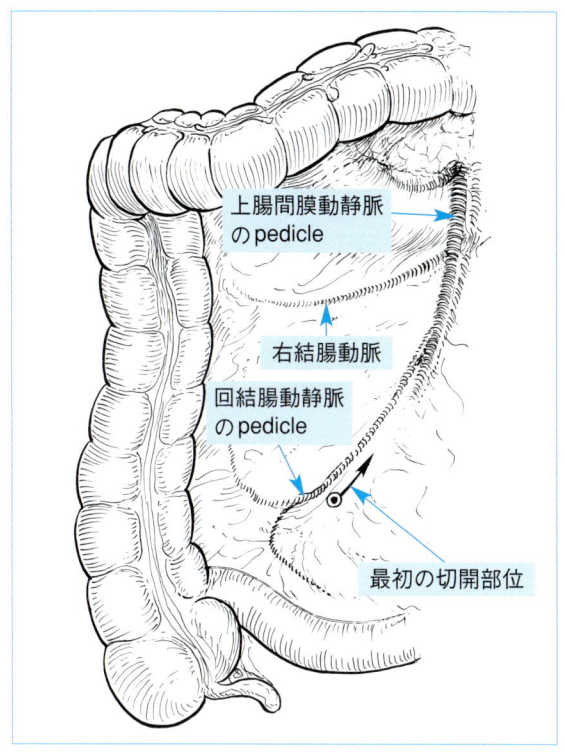

4．右側結腸のリンパ節郭清と血管処理　　33

図30．腸間膜の切離

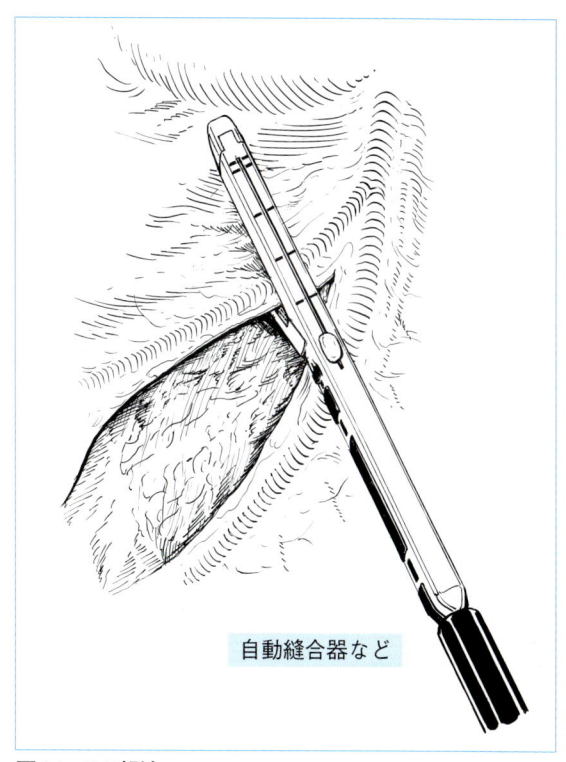

- 上腸間膜動静脈のpedicle
- 右結腸動脈
- 回結腸動静脈のpedicle
- 最初の切開部位

図31．D2郭清

- 自動縫合器など

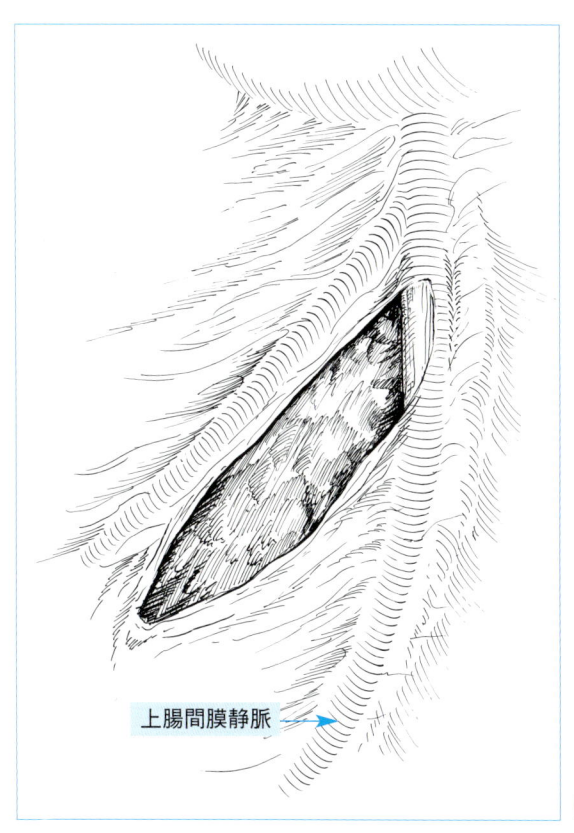

図32．上腸間膜静脈の右側壁の露出

- 上腸間膜静脈

回結腸動脈は上腸間膜静脈の腹側を走行する場合と背側を走行する場合があるが，血管切離の順番は腹側の血管から先に行う（**図33**）。回結腸動脈が腹側を走行する場合は，上腸間膜静脈の腹側に拍動性の索状物として確認できるので，根部を郭清後にダブルクリップして切離する。切離端を軽く右側に牽引すると，その背側に回結腸静脈の分岐を確認できるので，根部周囲を剥離後，クリップして切離する。上腸間膜静脈の腹側に拍動性の索状物がなく，右側へ向かう分枝を確認した場合は，回結腸動脈は上腸間膜静脈の背側を走行していると判断し，先に回結腸静脈の根部を剥離して切離する。切離端の背側に回結腸動脈の拍動を確認できるので，この索状物を右方向に牽引しながら上腸間膜静脈の背側との間を剥離すると，回結腸動脈根部が上腸間膜静脈の右側に出てくる。この状態で根部を剥離してダブルクリップする。

　これらの血管処理が終了すると，その背側には十二指腸水平部を確認することができる。回結腸動静脈の分岐部が十二指腸水平部の上縁に近いと，この時点で膵鉤部も確認することができる。右結腸動静脈があれば回結腸動静脈と同様に血管処理を行い，D3郭清および血管処理を終了する。

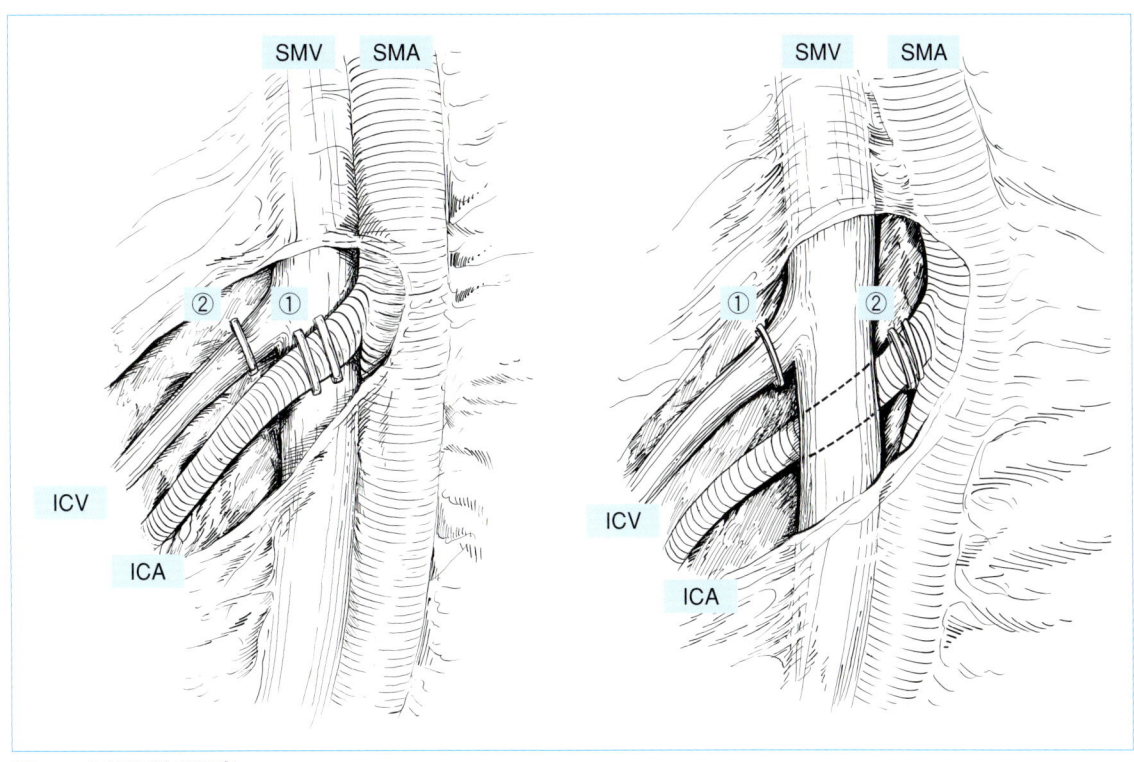

図 33. 血管切離の順序
SMA：上腸間膜動脈，SMV：上腸間膜静脈，ICA：回結腸動脈，ICV：回結腸静脈

5. 肝彎曲の剝離法

肝彎曲部は，大腸の区分のなかで腹腔鏡下でのアプローチが比較的難しい部位の1つである。それは，大網という脂肪に富んだ組織に肝彎曲部が覆われているために，解剖学的な位置関係の把握が難しいことに加え，十二指腸，胆嚢，膵，腎，下大静脈など，いずれも損傷すると重大な事態を引き起こす可能性がある重要臓器に近接しているためである。本稿では，肝彎曲部の剝離に際して理解しておくべきポイントについて概説する。

A. 体 位

肝彎曲部の剝離に際しては，頭高位・左半側臥位とする。

B. 手術の手順

1）大網の授動

（1）大網についての解剖学的事項

気腹下に上腹部を観察すると，胃大彎から垂れ下がった大網に大腸や小腸は覆われており，これらの腸管を直視することは通常不可能である。Mooreの教科書に記されているシェーマを図34に示す。胃大彎から垂れ下がる大網は，正確には①横隔膜に向かう胃横隔間膜，②脾に向かう胃脾間膜，そして③尾側に垂れ下がる胃結腸間膜の3つに分けられるという。通常われわれが大網と呼んでいるのは，胃結腸間膜のことである。図35にこの大網の矢状断面を示すが，大網は腹膜が二重に重なってできており，いったん下腹部に垂れ下がった後に反転して上行し，横行結腸に付着している。下垂した部分には，発生学的には空間〔網囊腔（omental bursa）の下部（inferior recess）と呼ばれる〕があるはずであるが，通常4枚の腹膜が癒着してしまっており認識できない。

（2）大網の授動操作

まず横行結腸を直視するためには，垂れ下がった大網を無傷性把持鉗子（atraumatic grasping forceps）を2本使いながら，上腹部のほうへたぐり上げることが必要である（図36）。しかし，虫垂切除や帝王切開など開腹手術の既往があると，大網が下腹部に癒着している場合がある。このような場合には，下腹部の癒着剝離を先行する。

2）大網と横行結腸の切離

大網が十分に授動でき，大網と横行結腸の付着部が確認できたら，大網は助手に頭側へ牽引させ，横行結腸は術者が尾側へ牽引して，両者の付着部付近にカウンタートラクションがかかるようにする（図37）。術者・助手ともに無傷性把持鉗子を使用する。そして大網を横行結腸の中央部付近から右側に向かって切離を進めていく。これにより網囊腔が開放されることになる（図35）。

超音波切開凝固装置を使いながら肝彎曲部を越えるまで切離を続ける。

3）横行結腸間膜の剝離

（1）網囊腔についての解剖学的事項

大網と横行結腸の切離により網囊腔が開放されていくわけであるが，その網囊腔の後面を形成するのは，横行結腸間膜，膵被膜，そして後腹膜である（図35）。網囊腔の右縁は幽門部背側から十二指腸内側面にかけて位置する。これより右側では，結腸間膜は十二指腸下行脚，そして右腎と接するようになる

5. 肝彎曲の剥離法　37

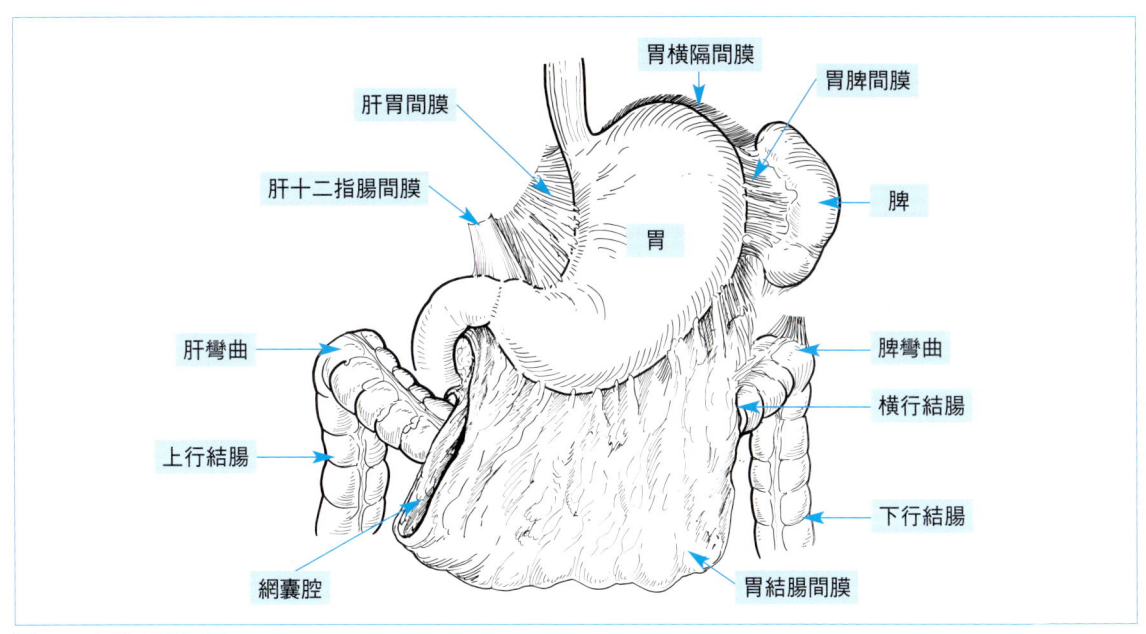

図34. 大網の区分のシェーマ
胃大彎から垂れ下がる大網は，①横隔膜に向かう胃横隔間膜，②脾に向かう胃脾間膜，そして③尾側に垂れ下がる胃結腸間膜の3つに分けられる．通常われわれが大網と呼んでいるのは，胃結腸間膜のことである

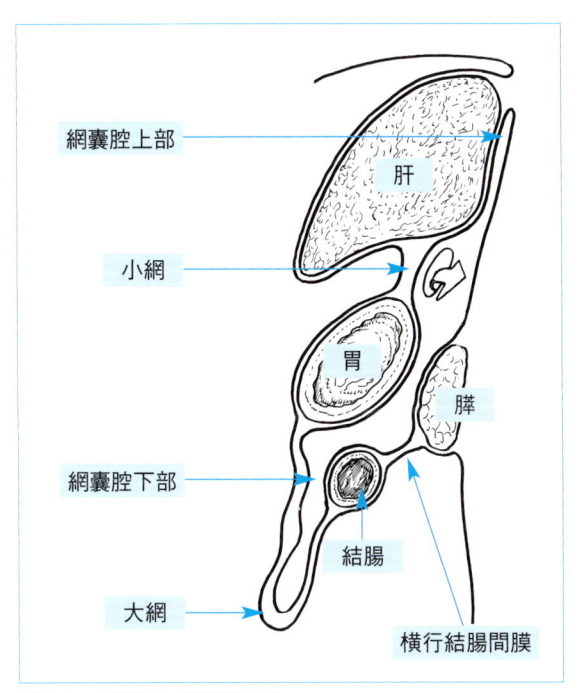

図35. 大網の矢状断面のシェーマ
大網は腹膜が二重に重なってできており，いったん下腹部に垂れ下がった後に反転して上行し，横行結腸に付着している．下垂した部分には，発生学的には空間〔網囊腔（omental bursa）の下部（inferior recess）と呼ばれる〕があるはずであるが，通常4枚の腹膜が癒着してしまっており認識できない

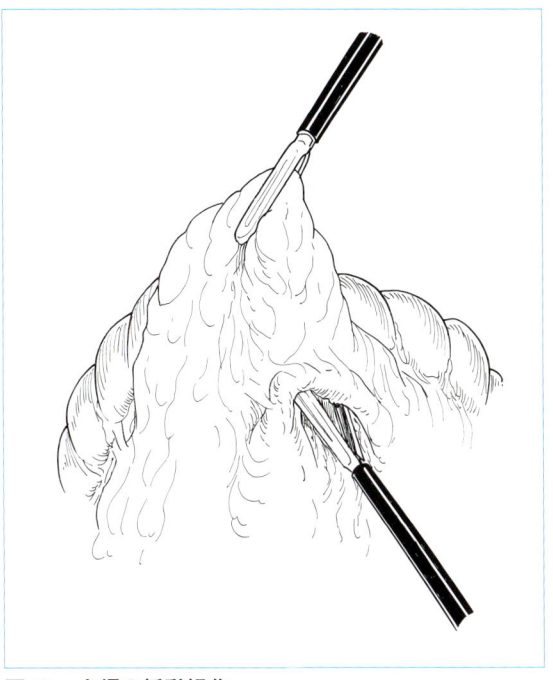

図36. 大網の授動操作
垂れ下がった大網を無傷性把持鉗子を2本使いながら上腹部へたぐり上げる

(図38)。

(2) 横行結腸間膜の剝離操作

肝彎曲部を十分に授動するためには，十二指腸および右腎から結腸間膜を剝離することが必要になる（図39矢印）。

この過程で問題となるのが，上腸間膜静脈の分枝である胃結腸静脈幹から横行結腸右側へ分布する副中結腸静脈（accessory middle colic vein）や右結腸静脈（right colic vein）の存在である（図39＊印）。

開腹下での右半結腸切除においても，右側結腸を尾側に牽引した際にこれらの静脈が損傷され，膵下縁付近から思わぬ大出血をきたすことがある。ひとまずガーゼで圧迫止血を図り，出血をコントロールしつつ縫合止血を行わざるを得なかった経験をおもちの方も多いと思われる。ましてや牽引の細やかなコントロールが難しい腹腔鏡下手術では，開腹手術よりも同静脈の損傷が起こりやすいと考えられる。剝離の際に注意すべき点は，以上の点を念頭において右側結腸を牽引しすぎないということに尽きる。しかし，もし肝彎曲部付近の操作中に思わぬ出血に遭遇したなら，躊躇せず開腹に移行し止血を行うべきである。

剝離の過程で副中結腸静脈や右結腸静脈がうまく確認できたならば，静脈周囲を慎重に剝離し，超音波切開凝固装置やクリップで止血し切離する。これにより肝彎曲部の剝離操作は完了する。

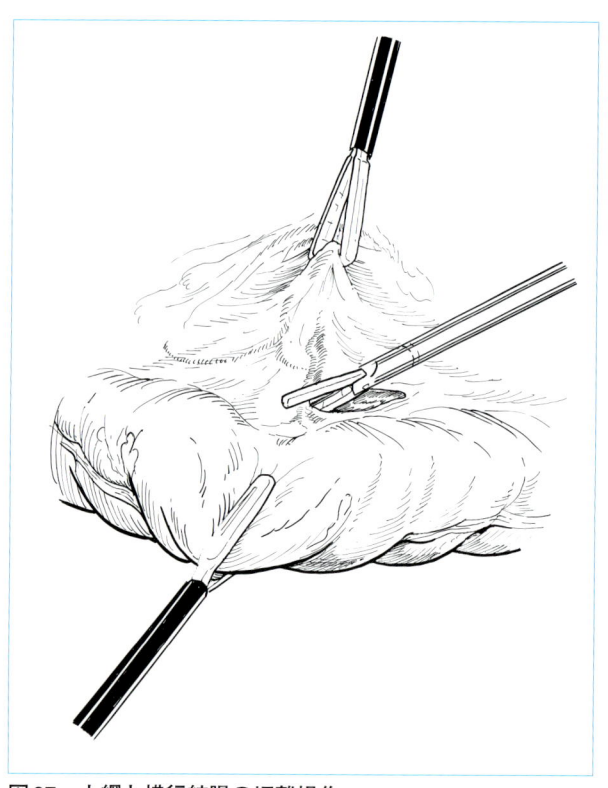

図37．大網と横行結腸の切離操作
大網と横行結腸の付着部付近にカウンタートラクションをかけ，超音波メスを使いながら切離を進める

5. 肝彎曲の剥離法　39

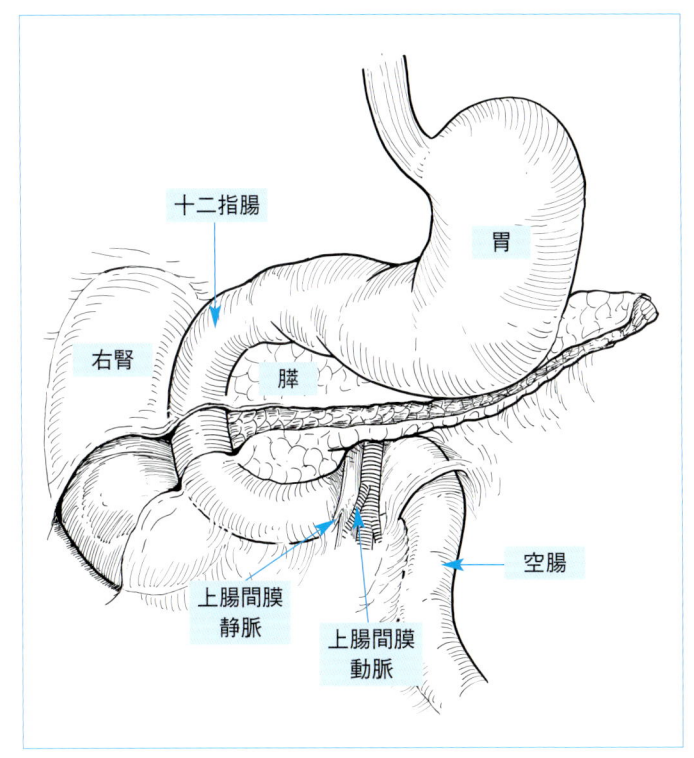

図38. 横行結腸間膜の付着部
横行結腸間膜は正中部では膵被膜へと移行するが、右側にいくと十二指腸下行脚、次いで右腎被膜に癒着している

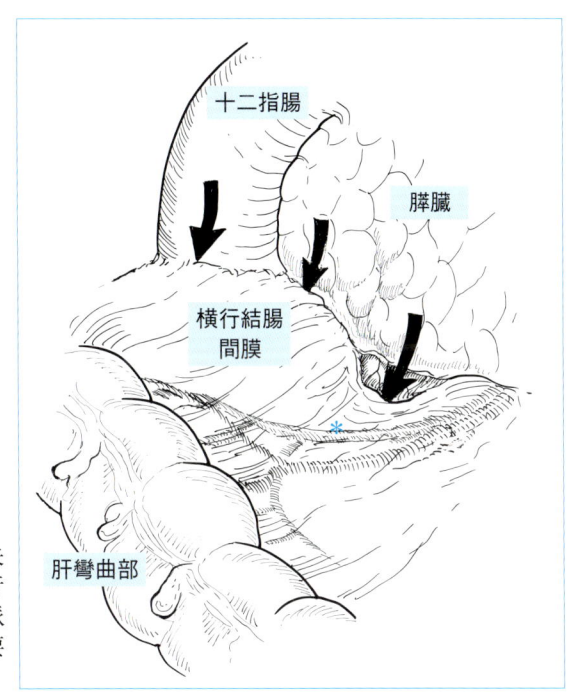

図39. 横行結腸間膜の剥離操作
横行結腸間膜を十二指腸と膵前面から剥離していく（矢印）。上腸間膜静脈の分枝である胃結腸静脈幹から、横行結腸右側へ分布する副中結腸静脈（＊印）や右結腸静脈が存在するので、損傷しないように注意することが重要である

6. 脾彎曲の剝離授動法

A．結腸脾彎曲部と周囲臓器の解剖

　腹腔鏡下大腸切除術においてもっとも重要なことは，膜の構造の理解と正しい層における剝離授動の手技である．したがって手技を適切に行うためには，大腸と周囲臓器の局所解剖学に精通する必要がある．脾彎曲部は，頭側では脾下極と脾結腸間膜にて，外側では横隔結腸ヒダ，内側は胃結腸間膜で固定されている．脾彎曲部の腸間膜は，膵下縁に付着する横行結腸間膜と連続し，左腎筋膜前面で下行結腸の内側の腹膜に移行する．脾腎間膜の前葉は脾膵間膜とも呼ばれ，脾動脈・脾静脈が走行する（図40）．脾腎間膜の腹側上方では，脾の内側と胃の間に胃脾間膜があり，下極近傍を左胃大網動静脈が，その頭側では短胃動静脈が走行する（図41）．

B．体位とポート挿入部位

　左上腹部が高位になるように，頭高位・右半側臥位の体位をとる．ポートは臍部近傍に腹腔鏡用ポートを最初に挿入する．ワーキングポートや助手のポートは，左右の上中腹部に腹腔鏡ガイド下に穿刺する．

C．胃結腸間膜の切開

　胃体中下部大彎で，右胃大網動静脈を損傷しないように電気メス，あるいは超音波切開凝固装置を用いて網囊を開窓する．胃後壁，膵前面を確認しながら，大網を左側上方に切開凝固を進める．脾の下極近くで網囊の左側を開放し，脾結腸間膜に向かう．

D．下行結腸外側の腹膜切開

　下行結腸の外側でfusion fasciaを切開し，後腹膜下筋膜前面で剝離を進め，腎筋膜前葉を明らかにする．外側腹膜切開を遠位はSD junctionまで行う．下行結腸近位では側腹部の壁側腹膜との間に癒着を認めることが多く，これを鋭的に剝離する．さらに脾彎曲部近くの横隔結腸ヒダを切離する．左腎筋膜が広範囲に露出されると，脾彎曲部の脾結腸間膜が残っていることになる（図42）．

E．脾結腸間膜の切離

　脾結腸間膜は，脾と結腸脾彎曲部が離れていてゆとりがあれば直接前面から切離できるが，近接してゆとりがない場合は胃結腸間膜および下行結腸の剝離授動を先行させる．間膜の切離は超音波切開凝固装置を用いる（図43）．脾結腸間膜を切離して腎筋膜の腹側の層で剝離を進め，下行結腸外側からの剝離層と連続させる．

F．横行結腸間膜の切離

　横行結腸間膜は膵下縁近くで切離するが，間膜の頭側および尾側の両方向から，膵，下腸間膜静脈（IMV），副中結腸動脈などを確認しておく．この際，頭高位で右半側臥位とし，空腸は右側に移動させ，十二指腸空腸曲を右に寄せるとIMVが腹膜を通して透見される（図44）．この横行結腸間膜は出血しやすいので，超音波切開凝固装置を用いて腹腔鏡下で切離する．腹壁の薄い症例における外側アプローチでは，腸管の十分な剝離授動後

6. 脾彎曲の剝離授動法

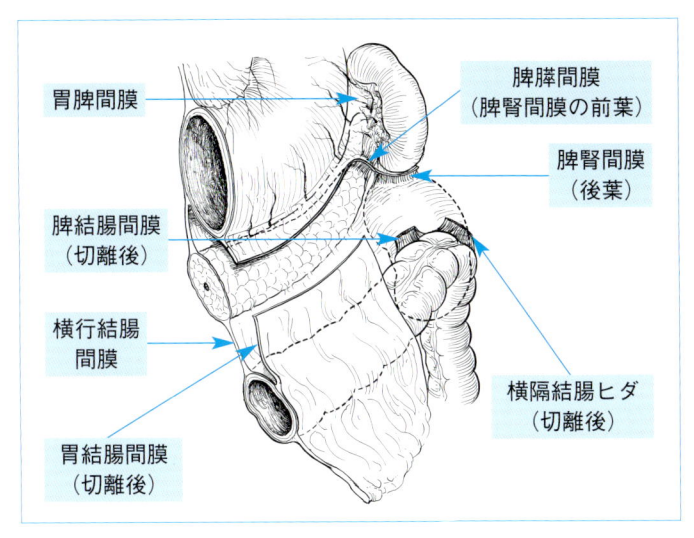

図40. 脾彎曲部の解剖
脾彎曲部は脾結腸間膜，胃結腸間膜，胃脾間膜，脾腎間膜，横隔結腸ヒダに囲まれ，左上腹部に固定されている．図は脾彎曲部周囲の間膜切離後の解剖学的位置関係を示す

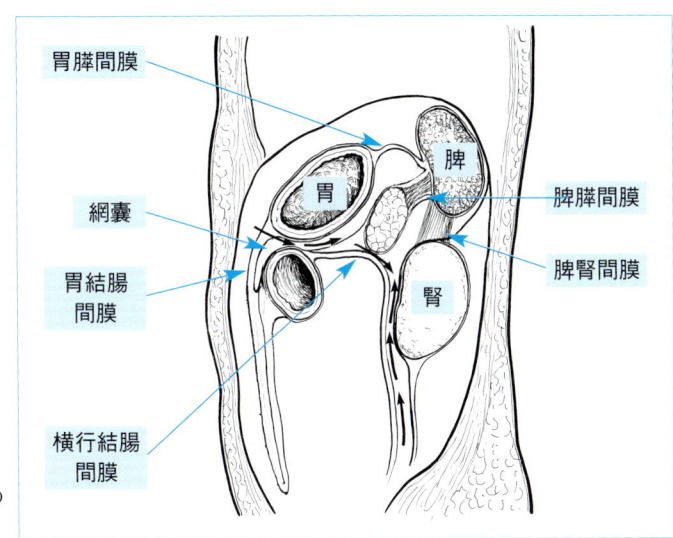

図41. 左上腹部の膜の解剖
左上腹部に位置する各臓器を連結する間膜の解剖のシェーマを示す

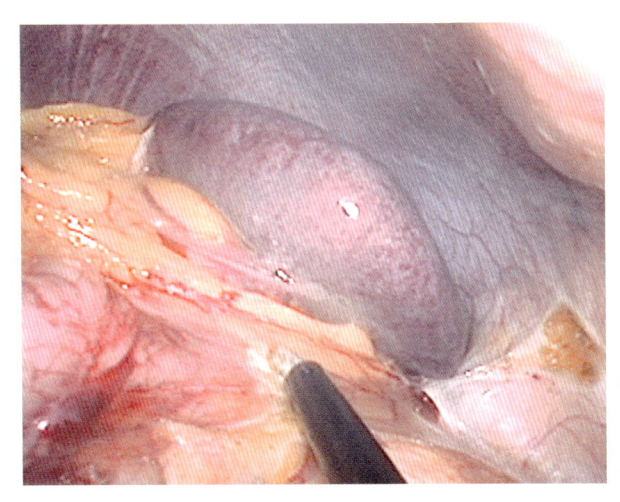

図42. 下行結腸の授動
下行結腸外側のfusion fasciaを切開し，剝離授動を脾彎曲部に進める．脾彎曲部近傍では，左腎筋膜の前面では窪んだところの膜を1枚切開する

G. 内側アプローチか外側アプローチか

われわれは，進行癌に対してD2/D3リンパ節郭清を行う場合には内側アプローチを，早期癌に対するD1＋αの郭清であれば外側アプローチを選択している。内側アプローチでは，中結腸動脈（MCA）あるいは左結腸動脈（LCA）などの脈管処理を先行させ，後腹膜下筋膜の腹側で腸間膜を剥離する。

横行結腸切除では，はじめにMCAを郭清する。MCAの根部は，膵下縁の近傍で結腸間膜の頭側と尾側の双方から攻める。横行結腸間膜尾側では，腹膜から透見される十二指腸水平部と空腸起始部を結ぶ線で腹膜を横切開すると，MCAと回結腸動脈（ICA）の間で上腸間膜動脈（SMA）の前面あるいは上腸間膜静脈（SMV）の前面に至る。SMA前面を上下に剥離を進めるとMCA，ICAそれぞれの根部に到達する。

左結腸切除では下腸間膜動脈（IMA）とIMVの走行を確認し，LCA，S状結腸動脈あるいはIMAを切除範囲，郭清範囲に応じて血管処理・リンパ節郭清を最初に行う。脾周囲の剥離授動は，横行結腸左側における胃結腸間膜の切開を時計方向に進めるのみならず，下行結腸外側から反時計回りにfusion fasciaを切開し，結腸授動を内側に行う。脾結腸間膜と横行結腸間膜が切離され，脾彎曲が授動されると腎筋膜に覆われた左腎，下縁の横行結腸間膜を切離された膵体尾部，胃結腸間膜を切離された胃体中下部，および脾結腸間膜を切離された脾が同一視野に認められる（図45）。

H. 手技上の注意点とポイント

（1）下行結腸の授動

外側からの剥離では左腎の外側背側に剥離を進めず，前面で剥離授動すること。下行結腸を軽く持ち上げると腎筋膜との間に窪みができるので，結腸近くで薄く膜1枚切開すると正しい層に入る（図42）。

（2）脾結腸間膜の切離

脾下極では脾結腸間膜のみを切開し，脾被膜に緊張をかけすぎない。モノポーラ電気メスひら型を使用する場合は50W，スプレーモードでカウンタートラクションをかけながら軽く当てるようにして切開凝固する。脂肪で厚い場合は超音波切開凝固装置，LCSで脾腎間膜を温存する層で脾結腸間膜を挟み込んでアクチベートし切開凝固する（図43）。

（3）脾周囲の剥離

脾摘出ではないので，剥離の方向を脾門部や脾背面に向かわせないこと。基本は結腸に沿って膜を切離し，結腸の剥離授動を進めることである。すなわち結腸脾彎曲を尾側に牽引しながら結腸に沿って膜を切開し，脾彎曲部を授動する。

（4）膵下縁の切離

左腎の前面の剥離を内側上方に進めるとき，膵の背側に入って膵を後腹膜から授動してはならない。膵下縁に付着する横行結腸間膜が切離されると，脾彎曲が腸間膜とともに完全に授動される。

6. 脾彎曲の剥離授動法　43

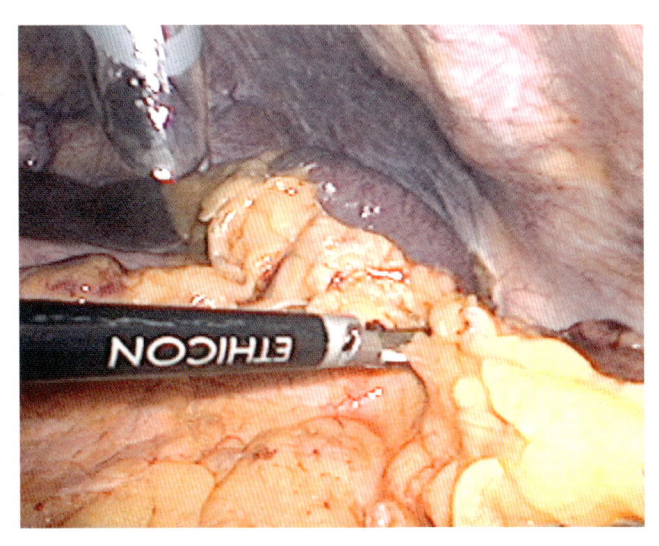

図43. 脾結腸間膜の切離
脾結腸間膜の切離は，結腸を尾側に牽引しながら超音波切開凝固装置（LCS）を用いて行う。術野の視野がとりにくい場合は，下行結腸側から反時計回りにも切離を進める

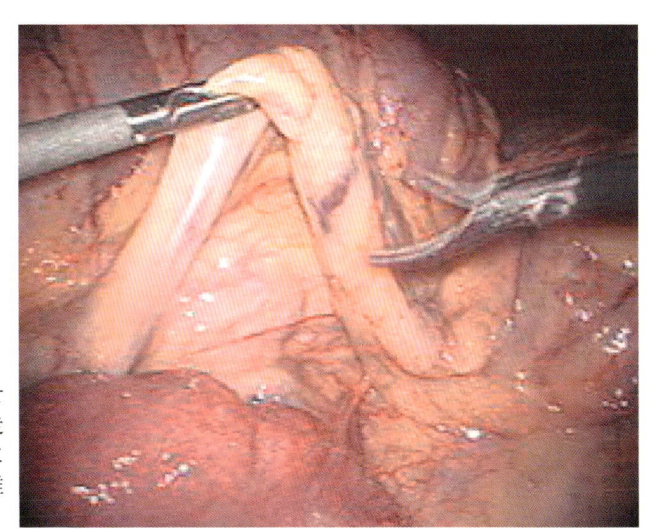

図44. 横行結腸間膜の切離
横行結腸間膜を伸展，空腸起始部を右に回転させると，IMVと膵下縁が透けてみえる。血管の走行を確認して無血管野で間膜を開放し，膵下縁に沿って横行結腸間膜を膵尾側に向けてLCSで切離する

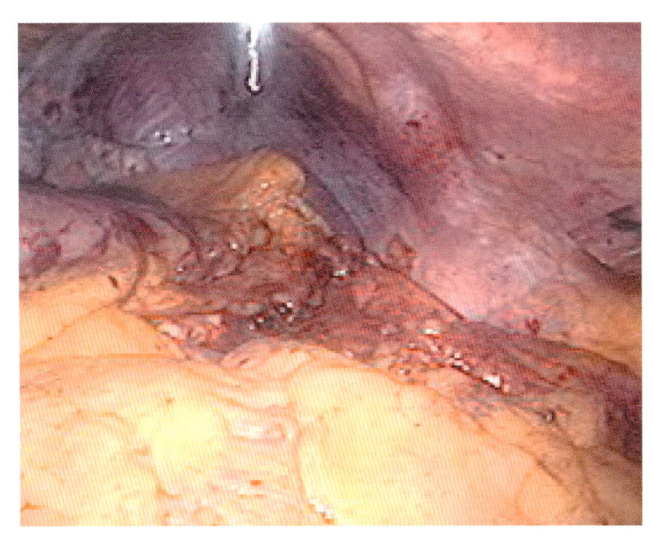

図45. 脾彎曲部の授動後
脾彎曲部がtake downされると脾下極，胃体中部大彎，膵体尾部，左腎筋膜が同一視野に認められる

7. 左側結腸の視野展開と剥離法

　S状結腸または下行結腸の左側結腸の視野展開と剥離を，安全に行うための具体的な手技を解説する（図46）。

　視野展開は頭低位，右半側臥位とした後に，横行結腸と小腸を頭側に排除する。その際に，一度に小腸を排除するのではなく，口側から順々に折り曲げるように排除する。岬角，動脈分岐部，大動脈右側，十二指腸水平脚下縁の視野を確保する。腸間膜の肥厚や麻酔の影響で小腸が拡張していると，視野の確保が困難な場合もある。その際は，ガーゼを挿入し小腸を圧排するか，ポートを追加して視野を確保する。ただし，視野確保のための鉗子は術野外になることが多いので，小腸損傷などを起こさないように愛護的な鉗子を用いる必要がある。

　助手がS状結腸中央部の腸間膜を左尾側に牽引すると，索状に下腸間膜動脈（IMA）が確認できる。これを岬角付近で愛護的に腹側に吊り上げる（図47）。そして総腸骨動脈分岐部から約5cm頭側，十二指腸水平脚の尾側にIMAの立ち上がりを想定する。

　総腸骨動脈分岐部のやや尾側で，IMA索状物のやや背側で結腸間膜前葉を切開し，頭側に切開を進める。この際，IMA索状物の十分な牽引がないと視野が悪いだけでなく，外側に剥離を進めていく際に深い層に入りやすいので注意する。

　外側剥離を進めると，背側に上下腹神経叢が白色の索状物として確認できるので温存する。その層を保ちながら頭側のIMA根部および外側に向かって剥離を進める。外側の剥離層の目安は，細かな血管が走行し光沢の少ない白色調の層（後腹膜下筋膜）である。さらにIMAに近づくと細かな血管の少ない，黄色調の光沢のある脂肪層を認める。正しい層で外側に剥離を進めると，左尿管，次いで精巣（卵巣）動静脈が後腹膜下筋膜背側に透見される（図48）。尿管が明確に認められるときには，層が深いので尿管を背側に排除する。

　IMA根部にアプローチする前に外側に剥離を進め，尿管を確認しておく。IMA根部の切離の際に十分なワーキングスペースが確保できる。

　助手はIMAの索状物を挙上してカウンタートラクションをかけ，剥離授動する部位を展開する。術者は左手で視野を作りながらカウンタートラクションをかけ，右手で超音波切開凝固装置や電気メスなどを操作する。

　結腸間膜は総腸骨動脈分岐部から十二指腸水平脚まで大動脈前面で切開する。IMAを挙上しているため，大動脈前面の位置で間膜を切開しても剥離面は予想以上に右側まで広がる。

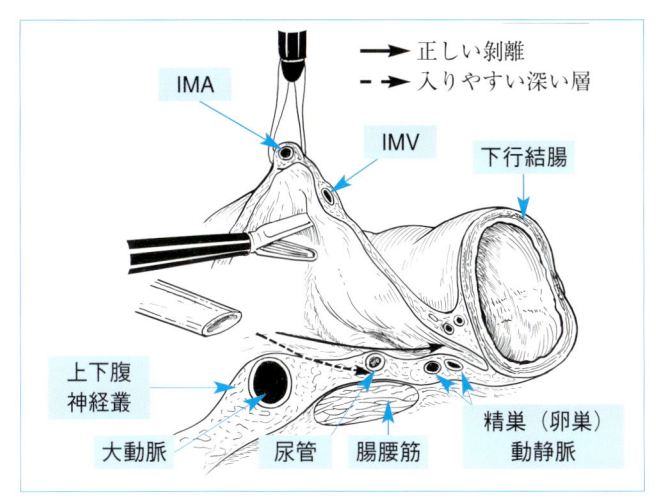

7．左側結腸の視野展開と剥離法　　45

図46．内側から左外側への後腹膜の剥離
背側方向へのカメラの向きと左高位の体位から，深い層に入りやすいので注意する

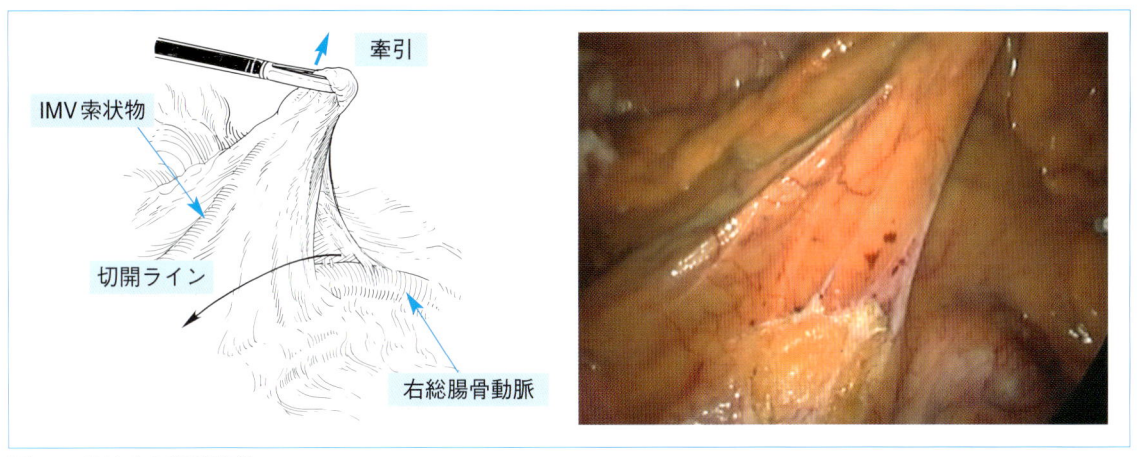

図47．はじめの切開部位
IMAの索状物を助手が腹側に吊り上げ，総腸骨動脈分岐部から切開を開始する（本症例は索状物左側に癒着があり，一部切開剥離してある）

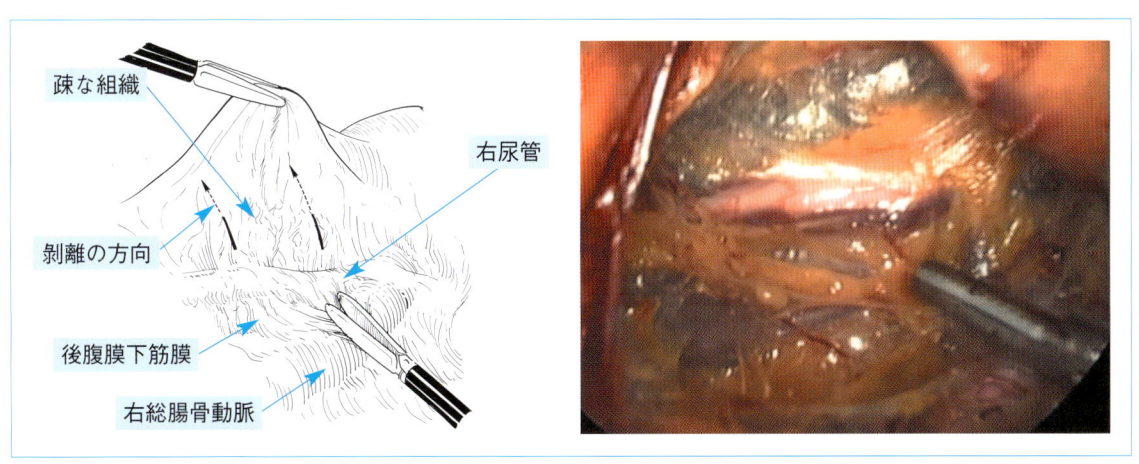

図48．内側からの尿管の確認
内側アプローチにて剥離を進め，うっすらと尿管が確認できる

IMA根部に向かう剝離は，上下腹神経叢を背側に温存しながら頭側に進め，大動脈右外背側から立ち上がる右腰内臓神経を確認，その内側で結腸に向かう神経枝を切離しながら進める（図49）。IMAの立ち上がりが徐々に明らかになってくるが，それに合わせて助手は，IMAを挙上している鉗子を徐々に腹側に牽引しながらやや頭側に移動する。IMAの立ち上がりの角度は垂直に近くなると視野がよりよくなる。IMA周囲には小血管が多く出血しやすいので，超音波切開凝固装置などを用いるとよい。

　IMAとIMVの切離は他項を参照していただく。IMA切離後は，IMA左側で結腸に向かう左腰内臓神経を切離して，大動脈神経叢を丁寧に背側に温存した後に左側に剝離を進める。IMV切離後も後腹膜下筋膜の層に沿って，左結腸間膜の外側の剝離を外側頭側に進める。外側は左尿管，左精巣（卵巣）動静脈を越え，下行結腸の後壁が確認できるまで進める（図50）。頭側は腫瘍の位置にもよるが，腎筋膜前面まで（腎の盛り上がりが確認できるまで）剝離しておくと，その後の外側の授動が楽である。

　S状結腸下部の病変であれば，岬角を越え正中で上下腹神経叢と直腸固有筋膜の間を剝離し，直腸後腔を露出しておく。

　十分に内側アプローチにて剝離が終了したら，左外側腹膜の切離にかかる。その前に剝離した腸間膜背側のスペースの最外側，SD junction付近にガーゼなどを挿入しておくと，外側からの切離時に良好な指標となる。

　助手が牽引していたIMAの索状物を離すと，左高位になっていれば自然にSD junctionが良好な視野で認められる。通常S状結腸からMonkのwhite lineで腹膜を切開すれば，内側からの剝離層とつながり容易に授動が行える。ただし，SD junction付近では生理的な癒着が多く，その剝離の際に深い層に入りやすいので注意が必要である。わかりにくければ前述のガーゼを指標に，下行結腸下部から切離を開始しSD junctionに戻ってもよい（図51）。S状結腸中部までの病変であれば，下行結腸中部までの授動で十分である。しかし，欧米人のようにS状結腸の短い場合やS状結腸上部の病変であれば，脾彎曲部の授動を行ったほうがよい。とにかく授動範囲に迷った場合は，できるだけ広い範囲で授動を行ったほうがよい。SD junctionから下行結腸の授動が終了したら，そのまま続けて直腸左側の腹膜も切開して授動しておく。

7．左側結腸の視野展開と剝離法

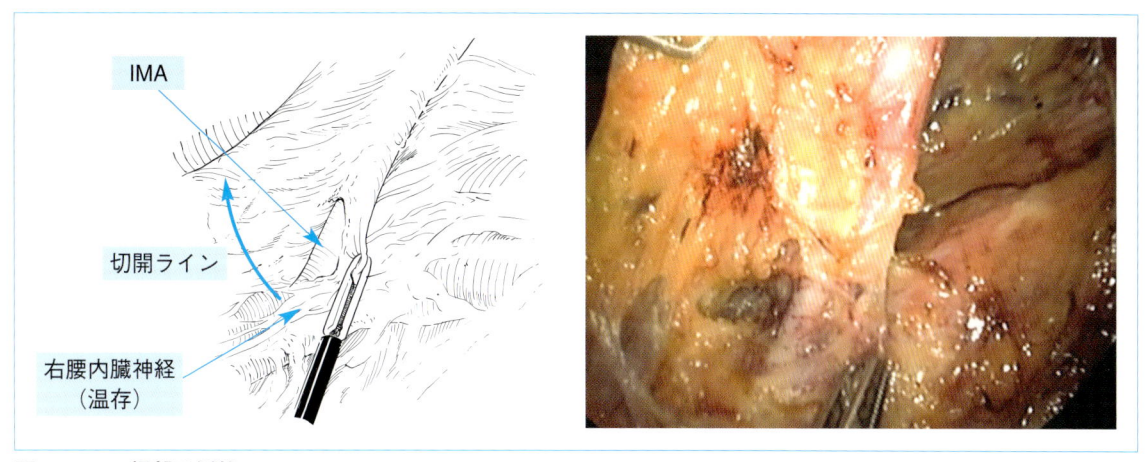

図49．IMA根部の剝離
IMAの右側で右腰内臓神経の神経束を確認できるので，温存しながらIMA根部を明らかにする

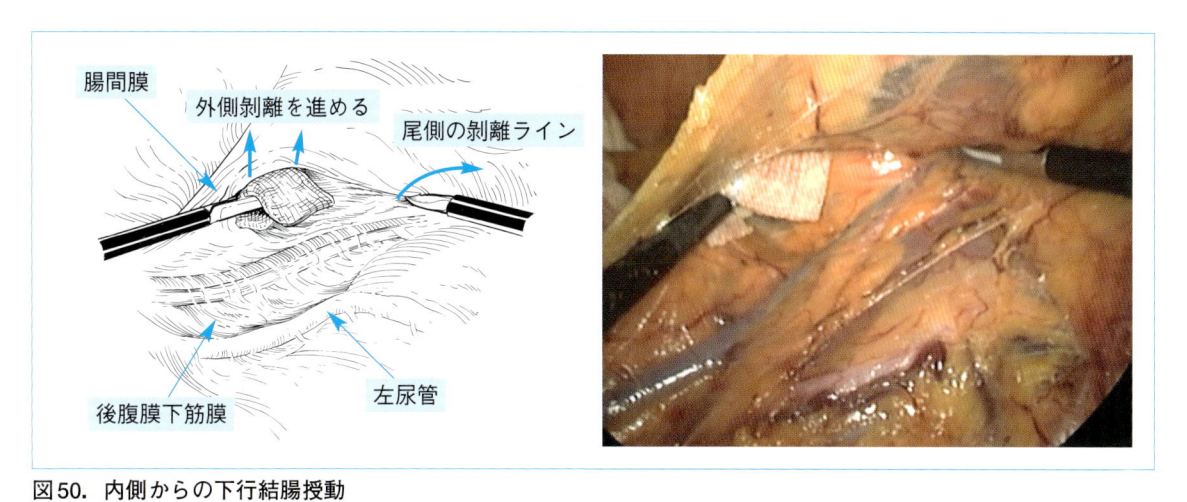

図50．内側からの下行結腸授動
左尿管，精巣（卵巣）動静脈を背側に落とし，腸間膜が上に来る層で十分に外側まで剝離授動する

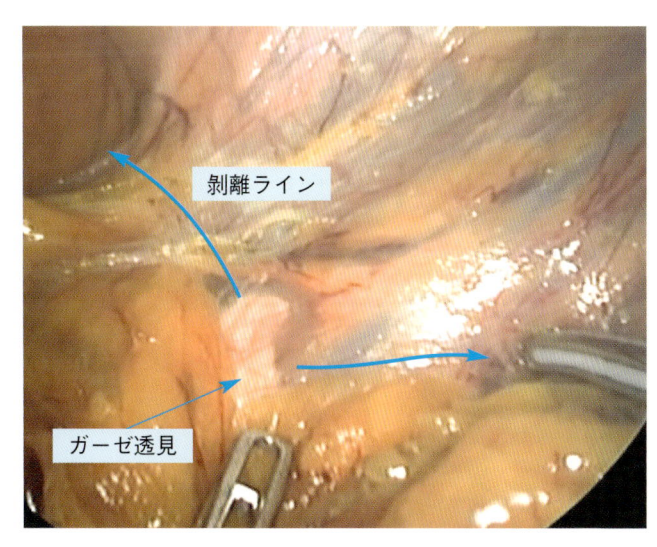

図51．左外側腹膜の切開・授動
内側から左尿管，精巣（卵巣）動静脈の前面に入れておいたガーゼが透見されるので，安全に左外側腹膜の切開を行うことができる

8. 直腸の視野展開と剥離法

A．直腸右壁・後壁の剥離

　左側結腸の剥離授動後，下腸間膜動脈，静脈の処理を行う。ここまでの手順は前項を参照されたい。

　これより骨盤腔内の操作に移る。まず，手術台を左半側臥位，頭低位にし，骨盤腔内に落ち込んでいる小腸を頭側に排除し，骨盤腔内の視野を確保する。S状結腸が長くて，骨盤腔内に落ち込んでいる場合には，トロッカーEより挿入した把持鉗子にて，S状結腸を頭側に牽引する（図52）。

　トロッカーBより挿入したEndo clinchで，処理した血管茎断端を腹側に牽引し，直腸間膜右側を電気メスにて切開する（図53）。間膜右側を切開した後，直腸後壁を剥離する（図54）。ほとんどが無血管野であるが，細かい血管でも止血凝固して決して出血させない。出血させると正しい層がわかりにくくなるからである。また間膜には切り込まずに，間膜右側から後壁をあおるように剥離するのがポイントである。

　Endo clinchは把持する部分を適宜尾側に持ち替え，後壁の剥離はできるだけ尾側まで進めておく。仙骨直腸間膜が現れるので，これを電気メスで切開すると，直腸後腔に達する。この剥離を尾骨の先端まで行っておく。

B．直腸左壁の剥離

　直腸間膜後壁の剥離を終えたところで，トロッカーEに挿入した把持鉗子で直腸を頭側右側へ牽引する。トロッカーBに挿入したEndo clinchで助手は直腸間膜左側を3時方向に，術者の左手は9時方向に展開すると，間膜が1枚岩のようになっているのでこれを切開する（図55）。直腸間膜左側の切開を尾側まで進めて腹膜反転部に達する。

C．直腸前壁の剥離

　直腸の牽引を少し緩めてみて，Douglas窩の窪みを見い出し，ここを正確に電気メスで切開し，直腸間膜右側からの切開と連続させる。この際に，トロッカーEより挿入した腸把持鉗子で直腸をしっかりと頭側に牽引する。

　助手はトロッカーBより鉗子を挿入し，腹膜反転部を腹側に，すなわち12時方向に牽引し，術者の左手はトロッカーCより挿入した鉗子で，直腸前壁を6時方向に圧排する。しかし，この方法だと助手と術者の鉗子が交差してしまうことがあるので，慣れた助手がいる場合には，助手に直腸前壁を圧排させ，術者は反転部を牽引すると，鉗子が交差することなく剥離がスムーズである。

　男性では精嚢，前立腺後面を，女性では腟後壁との間を肛門側へ剥離を進めるが，Denonvillers筋膜を切除側に付ける層で剥離する（図56）。電気メスで正しい層を出した後は，直腸の両側は出血しやすいので，超音波切開凝固装置もしくはLigaSure™を用いて切開・剥離を行うほうが安全である。

D．側方靱帯の切離

　直腸前壁の剥離を終了したならば，側方の切離に移るが，その前に後壁の剥離が十分に，すなわち尾骨先端まで終了しているかどうかを確認しておく。直腸を頭側へ牽引し，側方

8．直腸の視野展開と剝離法　49

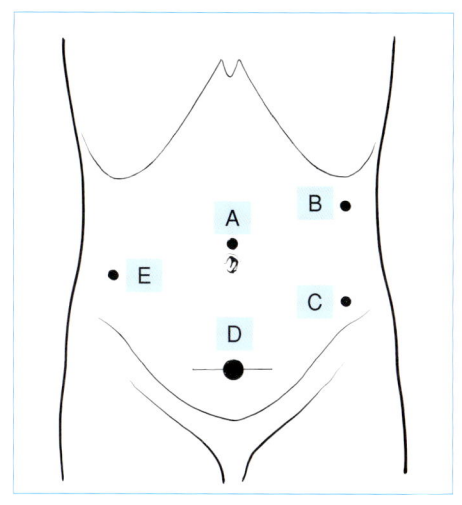

図52．トロッカーの刺入部位
A, B, C, E：5mm トロッカー，D：12mm トロッカー

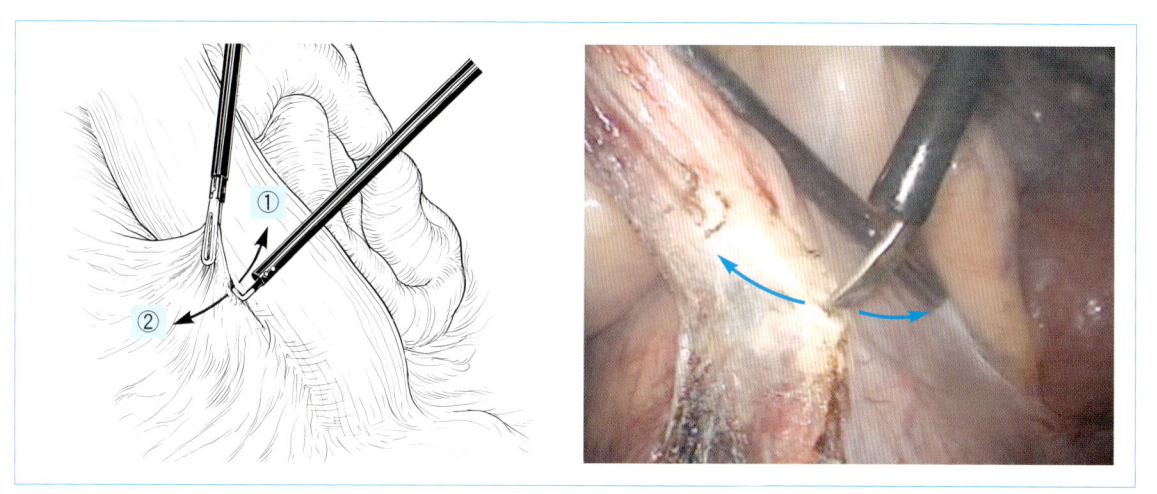

図53．直腸間膜右側の切開

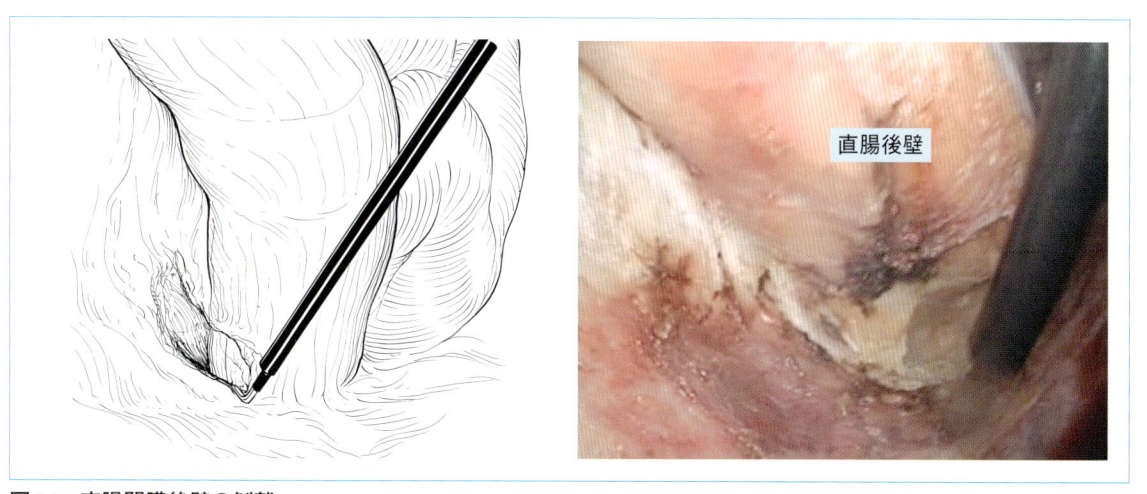

図54．直腸間膜後壁の剝離

直腸後壁

の疎な組織を剥離し，直腸側腔を展開する。直腸後腔と挟まれた形で側方靱帯が確認できるので，骨盤神経叢を温存する層で，これを電気メスや超音波切開凝固装置，あるいはLigaSure™を用いて切離する。

E．間膜の処理

直腸切離予定線が肛門管近くの低位の場合には，この部位では直腸間膜はほとんどなくなっているので，直腸壁を損傷しないように剥離を行えば間膜の処理を行う必要はない。通常の前方切除術では，開腹手術と同様に腫瘍下縁から約3cmの部位を切離線とする。トロッカーEより挿入した把持鉗子で直腸を頭側へ牽引し，直腸固有筋膜を全周にわたって電気メスで切開する。直腸を頭側右側へ牽引し，直腸壁を電気メスのへら，あるいは剥離鉗子で鈍的に露出する。この際，決して直腸壁を傷つけないように注意する。

直腸壁が露出されたならば，超音波切開凝固装置などで直腸間膜を切離していく（図57）。超音波切開凝固装置では，cavitationにより直腸壁を損傷しないよう，active bladeの向きに注意する。助手はトロッカーBより挿入した鉗子で切離予定線口側の直腸を圧排しつつ，順次直腸後面をひっくり返すように直腸を回転させる（図58）。直腸壁左側から間膜の処理を始め，後壁の処理を終えたところで直腸を左頭側へ牽引し，直腸壁右側の間膜の処理を行う。

F．直腸の切離

全周にわたり間膜の処理が終わったところで，切離予定線よりやや口側でクランプをかけ，直腸洗浄を肛門より行った後，トロッカーDより挿入した自動縫合器により直腸を切離する。吻合はdouble stapling techniqueを用いるが，詳細は他項にゆずる。

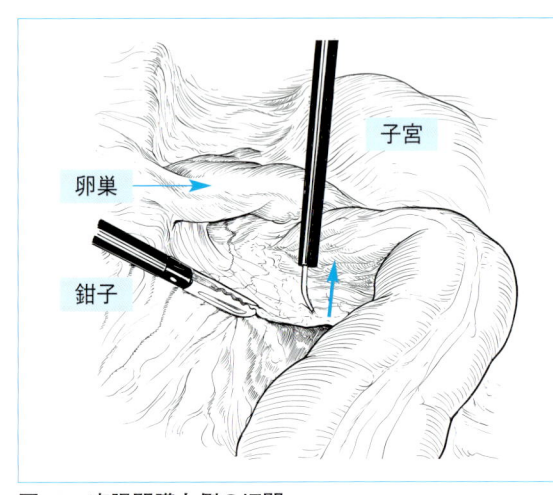

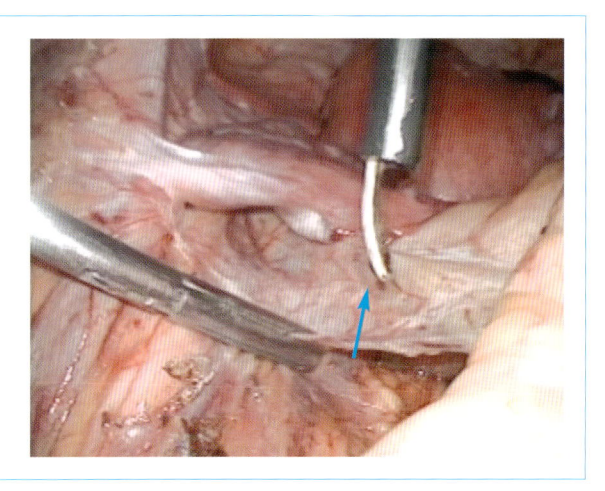

図55．直腸間膜左側の切開

8. 直腸の視野展開と剝離法　51

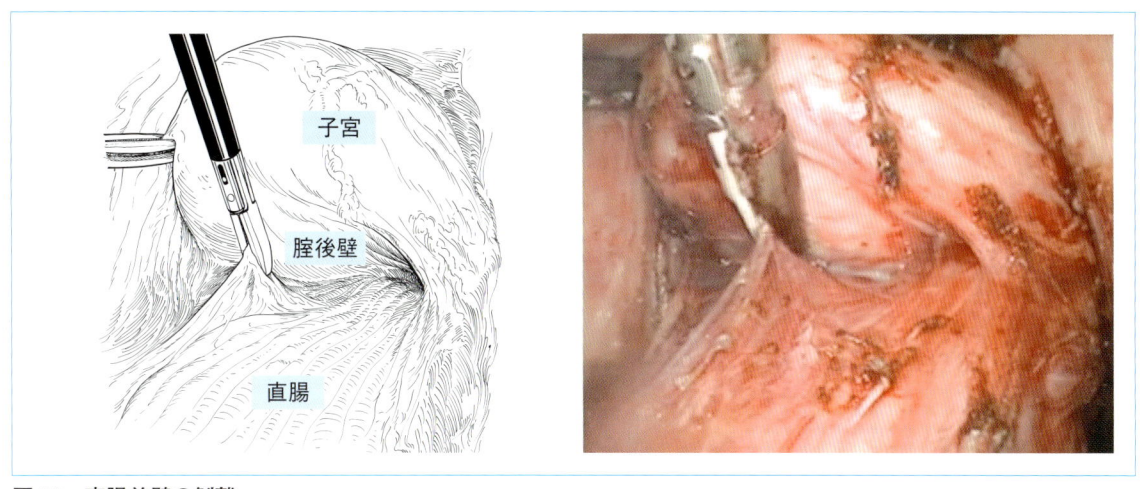

図 56. 直腸前壁の剝離

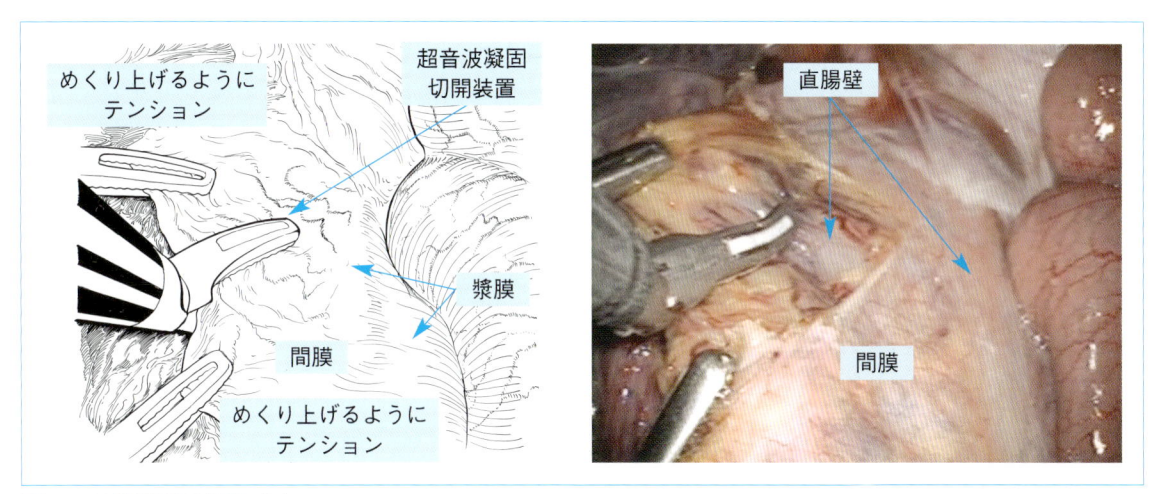

図 57. 直腸間膜の処理（1）

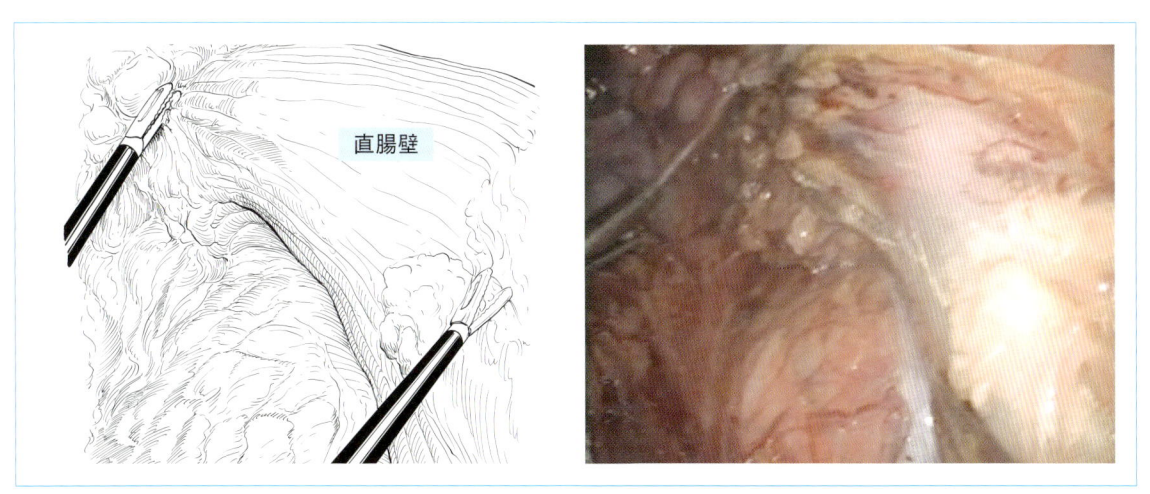

図 58. 直腸間膜の処理（2）

9. S状結腸・直腸のリンパ節郭清と血管処理

　腹腔鏡下大腸切除の前提は，通常の開腹術と同等以上のリンパ節郭清を行うことである。したがって，腹腔鏡下手術であるからといって，リンパ節の郭清範囲を縮小してはならない。

　(1) 中枢方向のリンパ節郭清範囲

　術前の深達度診断に応じて郭清範囲を決定する。すなわち術前にMP以深の深達度と診断すればD3郭清が原則である。深達度がSMの診断であればD2郭清でもよい。また，すでに内視鏡的切除が行われ，組織学的にsm深部浸潤癌と診断されている場合には，D1＋α郭清でもよい。

　(2) 腸管軸方向

　S状結腸癌の口側腸管と肛門側腸管および直腸癌の口側腸管の切除範囲は，進行癌であれば10 cmを原則とする。直腸癌の肛門側腸管の切除範囲は，Rs癌およびRa癌では3 cmを，Rb癌では2 cmを切除する。ただし肛門管上縁近くに存在し，深達度が浅く低分化傾向を認めない癌では1 cmでもよい。

　(3) 側方郭清

　腫瘍下縁が腹膜反転部より肛門側にあり，深達度A以上の直腸癌に対しては，側方郭清が必要である。しかし腹腔鏡下の側方郭清については，まだ一部の施設で行われているのみである。現時点では側方郭清が必要とされる直腸癌は，腹腔鏡下手術の適応から除外すべきである。あるいは小開腹併用の手術で行うべきと考えられる。

　以下に，Rs癌に対してわれわれが行っている手順でD3リンパ節郭清と血管処理を紹介する。剥離法と吻合法の詳細については他項に譲る。

リンパ節郭清と血管処理の手順

1) 内側アプローチ

　左下腹部ポートから挿入した把持鉗子で腸間膜を把持し，腹側に牽引し，伸展させる。右総腸骨動脈の腹側で腸間膜付着部右葉を切開し，上下腹神経叢を確認し，これを温存する層で剥離層を左側に延ばす。剥離層は後腹膜下筋膜の腹側，すなわち左尿管と精巣・卵巣動静脈を背側へ落とすようにする。この剥離はwhite line付近まで十分に行っておく。

2) 253リンパ節郭清

　先に剥離した腸間膜と神経叢間の剥離層を頭側に延ばす。十二指腸水平部を損傷しないように下腸間膜動脈（IMA）根部周囲の結腸間膜前葉を切開し，大動脈神経叢を温存しつつ253リンパ節を切除側に剥離し，腸間膜へ向かう神経束を切離しIMA根部を露出する。この際にIMA根部周囲の大動脈壁が露出することもあるが，必ずしも大動脈壁を露出させる必要はない。IMA根部は大動脈側にクリップ2～3個，切除側にクリップ1～2個をかけて切離する（図59）。IMAはLigaSure™での処理も可能である。IMAを切離したレベルで下腸間膜静脈（IMV）をクリップまたは超音波切開凝固装置で切離する。

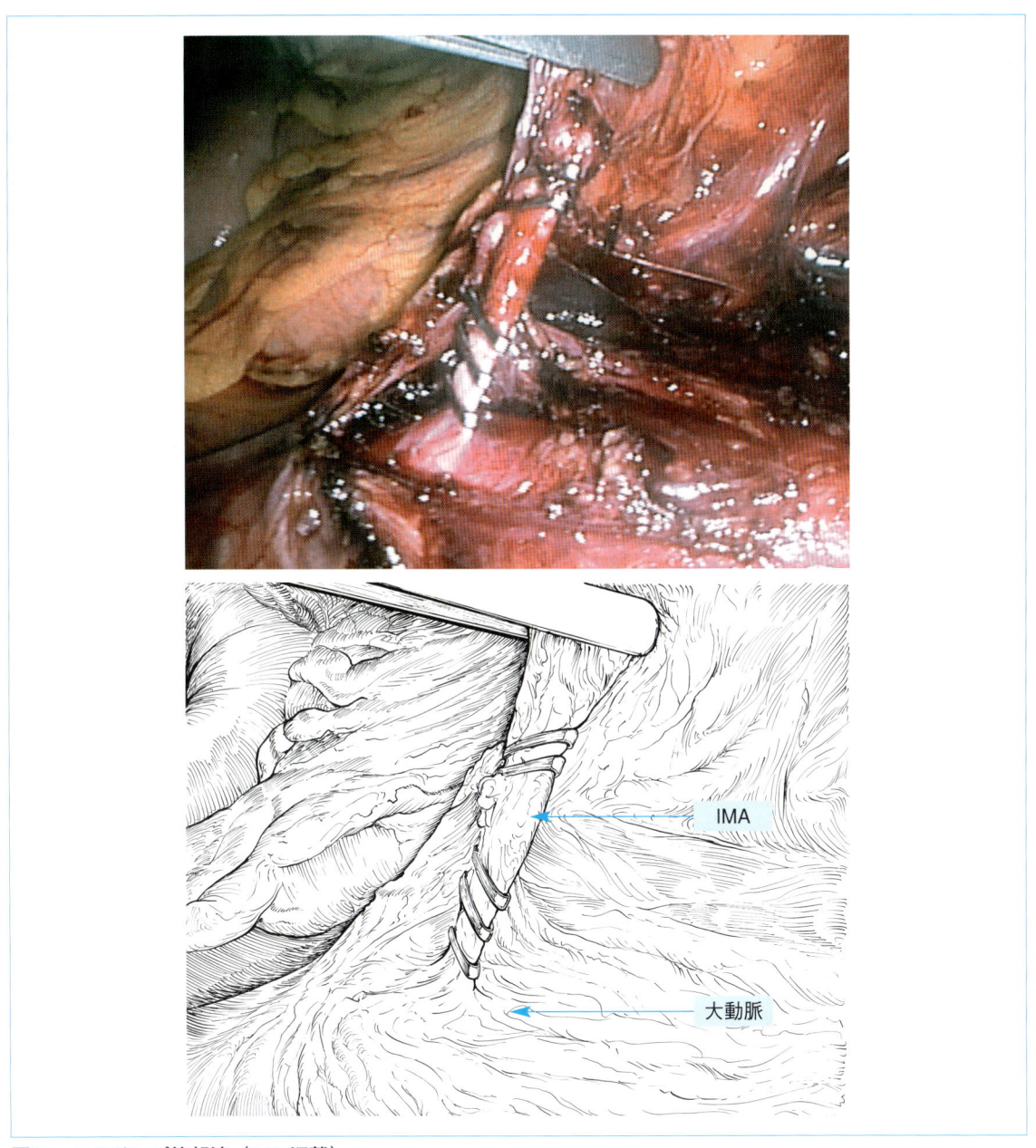

9. S状結腸・直腸のリンパ節郭清と血管処理   53

IMA

大動脈

図59. 253リンパ節郭清（IMA切離）

左結腸動脈（LCA）を温存する場合は，253リンパ節をIMA周囲を末梢に向けて剥離し，LCA分岐を確認したらその末梢側のIMA（上直腸動脈SRA）をクリップをかけて切離する（図60）。この場合の253リンパ節の左側縁は，IMV右縁とする。

IMAとIMVを切離後，S状結腸腸間膜を無血管野まで切離しておく。

3）S状結腸外側の剥離と結腸の授動

white lineを切開すると，先に剥離しておいた内側アプローチの層と連続する。これを頭側と尾側に延長する。

4）直腸間膜の剥離授動

上下腹神経叢および下腹神経を損傷しないように直腸固有筋膜を露出する。次に直腸固有筋膜を損傷しないように切除側に付け，注意深く仙骨側から剥離する。この操作で郭清すべき傍直腸リンパ節はこの間膜内に含める。さらに直腸固有筋膜の剥離は，直腸切離予定ラインよりも肛門側まで行っておく。

5）直腸肛門側切離線の決定と腸間膜の切離

術前，内視鏡で病変部近傍にマークしておいた点墨部から，メジャー（あらかじめ長さを測っておいた絹糸などを利用する）を用いて肛門側の切離線を決定する。直腸間膜の切離線が腫瘍側に近づかないように注意しつつ，腹膜および固有筋膜を切離する。切離後に露出した間膜の脂肪組織は超音波切開凝固装置で少しずつ切離していく。間膜内の動静脈は超音波切開凝固装置で切離可能である。

6）直腸肛門側腸管切離前の直腸内洗浄

直腸の肛門側切離線の口側に腸管閉鎖用の鉗子をかけた後，肛門より温生理食塩液またはオスバン®液1,000〜2,000m*l*で，吻合予定部の直腸内を洗浄する（吻合部再発予防のため）。

7）直腸肛門側腸管の切離と閉鎖

Endo GIA Powered™やEndo-cutter™などを右下腹部ポートより挿入し，肛門側直腸を切離閉鎖する。

8）骨盤腔内の洗浄

9）小開腹（4〜5cm）

小開腹創はリングドレープ®などのwound protectorで保護する。

10）口側腸管の切離

小開腹創から病変部を含めた直腸を創外に引き出す。直視下に適切な口側切離線を決め，無血管野まで切離しておいたS状結腸間膜を口側切離線まで切離する。口側腸管切離線に巾着縫合器をかけて切離し病変の切除は完了する。口側腸管断端に自動吻合器のアンビルを挿入した後，これを腹腔内に戻し小切開創を閉鎖する。そして再び気腹し腹腔鏡下に吻合（double stapling anastomosis）を行う。

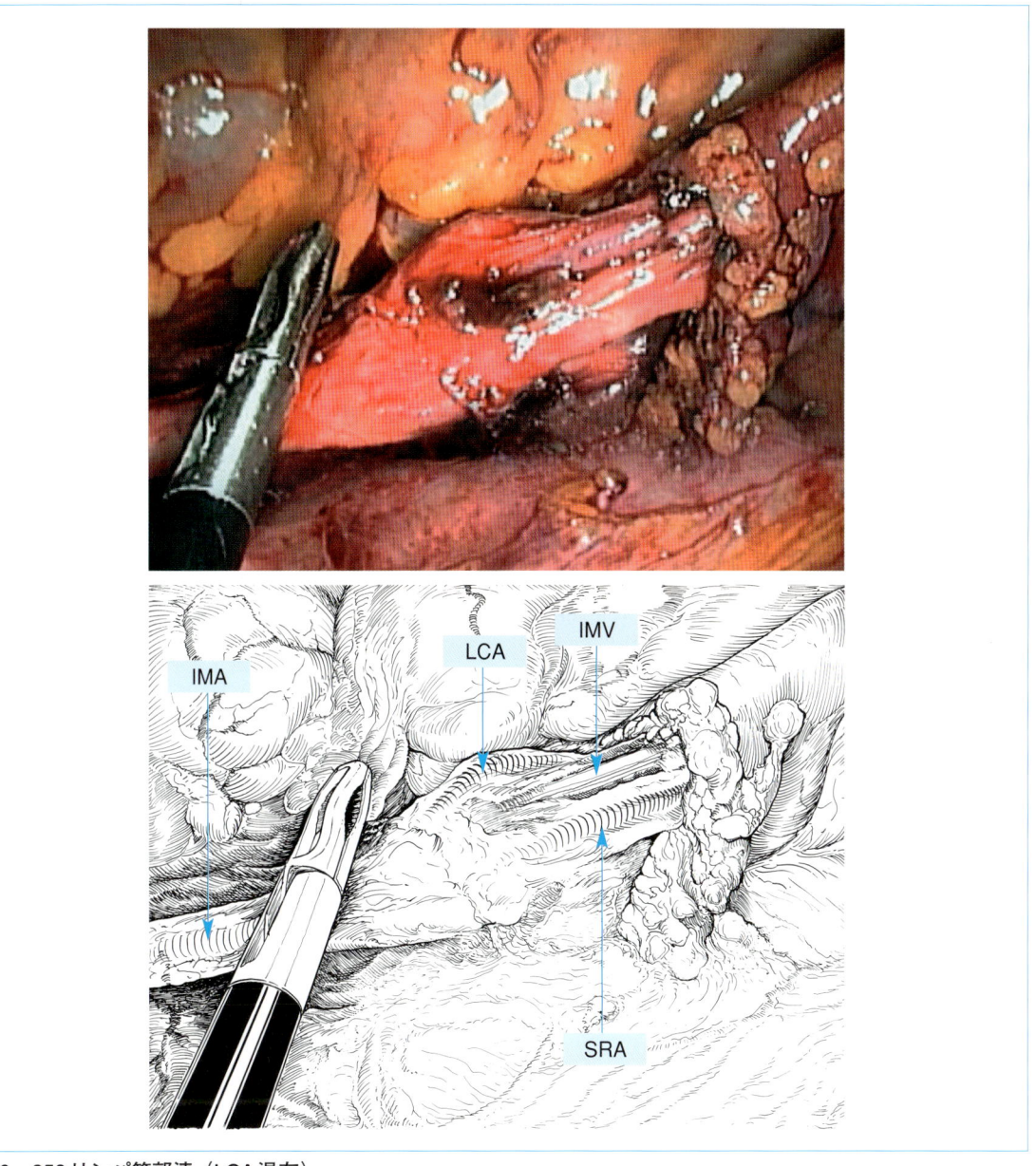

9．S状結腸・直腸のリンパ節郭清と血管処理   55

図60．253リンパ節郭清（LCA温存）

10. 吻合
(1) 小開腹創からの体外吻合操作

　盲腸部から上行結腸の右側結腸病変での小腸結腸吻合や，横行結腸から下行結腸，S状結腸の病変での結腸結腸吻合法について説明する。

　腸管吻合には手縫い（端々，側々，端側，側端吻合）や器械吻合があるが，われわれは手術時間を短縮し吻合口を大きくとれる機能的端々吻合（functional end to end anastomosis）を行っている。機能的端々吻合は，実際に行われる吻合操作は側々吻合であるが，吻合形態は端々吻合となるのでこの名称が用いられている。

　小開腹創より切除予定の腸管を体外に露出し，そのとき創縁を保護するためアプライドウーンドリトラクターを使用している。切開長が2.5～6 cmではサイズSを，切開長が5～9 cmではサイズMを使用している。

　腸管切離線にグラスマン鉗子をかけ，腸管を切離する。アリス鉗子にて両方の腸管を把持し，腸管内腔を観察する（図61）（吻合線に病変がないかを直視下に観察する。狭窄病変で術前口側腸管の十分な検索ができなかったときや閉塞性大腸炎が疑われるような症例ではとくに必要）。

　吻合はILA100-3.8カートリッジ（以下ILAと略す）を使用している。ILAは本体はリユーザブルでカートリッジとともに交換し，ステイプル形成が安定している。ステイプルはチタニウム製で，閉鎖前の高さが3.8mmで閉鎖時の高さが1.5mmとなり，縫合長が104mm，カットライン長が96mmと大きな吻合口を形成するのに非常に便利である。吻合線に腸間膜の血管を巻き込まないように，腸間膜付着反対側にステイプルがかかるようにする。このとき，助手に腸間膜側を巻き込まないように補助してもらうとよい。

　前面，後面を確認し，ILAのフォークをできる限り深く挿入する。挿入時は腸管を直線的にし，腸管の内腔に愛護的に沿わせて挿入する。腸管が屈曲しているのに無理に挿入すると，先端が腸壁を貫通損傷することがあるので注意を要する（図62）。ILAをファイヤー後（レバーを押し込んだ状態で）10秒ほど保持し，圧迫止血を行っている。リリースの後は吻合部を直視下に観察できるので，出血があれば直接止血可能である。しかしほとんどの症例で，吻合後に止血を要する症例はない。腸管内の操作となるため不潔操作となるが，腸内容を十分吸引したり，腸粘膜をイソジン綿球で拭いたりして術野の汚染を予防する。

　腸管壁をアリス鉗子にて前後を挟む。このとき縫合線が重ならないように，わずかにずらしてアリス鉗子で腸壁を持つことが肝要である。腸管全層をしっかり持ち，一部で落ち込まないようにする必要がある。切開口を全体に持ち上げて，ILAにて切開口を完全に閉鎖する（図63）。ILAにて切離する前に指で腸管の漿膜側より吻合部内腔を確認し，狭窄がないか，どの程度の口径があるか，確認を行う。とくに炎症性腸疾患であるクローン病に関しては，吻合部再発による狭窄が高頻度で起こるため，なるべく大きな吻合口を作るように心がける。

10. 吻合　57

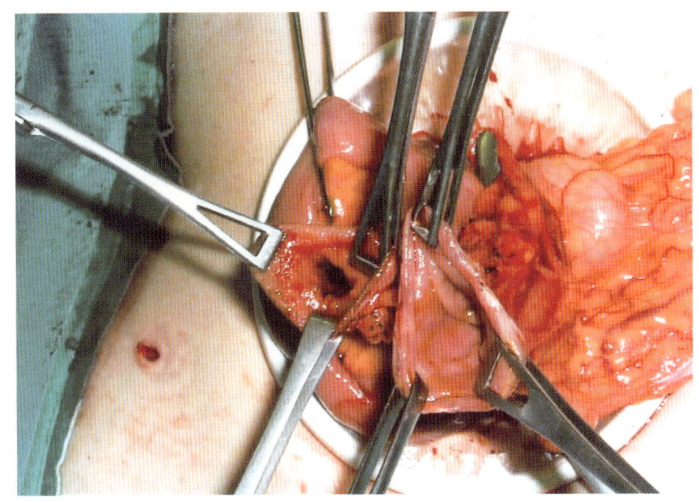

図61. 腸管内腔の観察
アリス鉗子にて両方の腸管を把持し腸管内腔を観察する

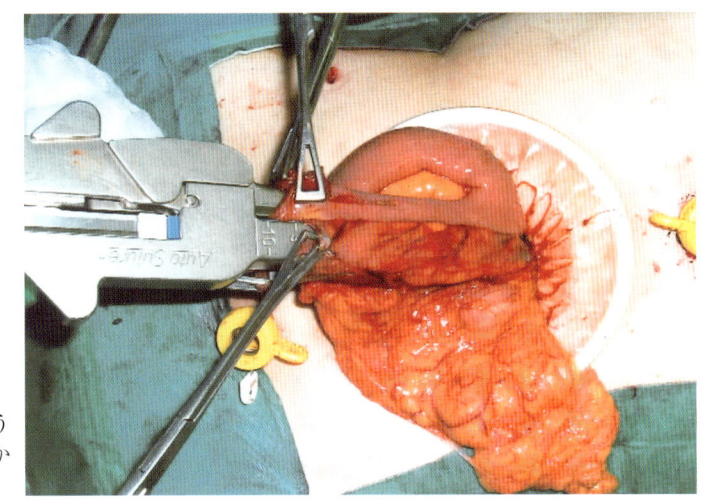

図62. ILAの挿入
吻合線に腸間膜の血管を巻き込まないように，腸間膜付着反対側にステイプルがかかるようILAを深く挿入する

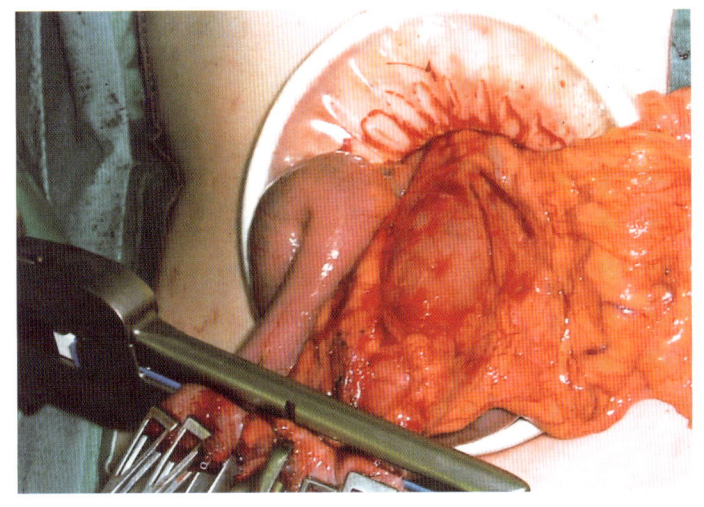

図63. ILAによる腸管切離
腸管壁をアリス鉗子にて挟みILAにて切開口を完全に閉鎖切離する

切離線の漿膜筋層をかけ補強する。とくに切離断端とずらした縫合線上を補強する。われわれは，切離断端の縁は巾着縫合にて埋没している（**図64**）。吻合部最下端は，器械の構造上ステイプルのかかりが十分でなく，またもっとも緊張がかかる部位であるため，漿膜筋層を3-0にて2針かけ補強している。

腸管の切離をGIA60にて行ったときは，腸間膜対側にILAが入るようにわずかに切開する。切開部からILAを挿入し，先ほどと同様に吻合を行う。ILAのフォークをできる限り深く挿入する。挿入時は腸管を直線的にし，腸管の内腔に愛護的に沿わせて挿入する。腸管が屈曲しているのに無理に挿入すると，先端が腸壁を貫通損傷することがあるので注意を要する（**図65**）。ILAをファイヤー後10秒ほど保持し，圧迫止血を行っている。

アリス鉗子で切開口を把持し挙上する。このときも縫合線が重ならないように，縫合線をわずかにずらしてアリス鉗子で腸壁を持つことが肝要である。切開口を全体に持ち上げて，吻合口の大きさを指で漿膜の外から確認し，狭窄を起こしていないことを確かめる。そしてILAにて切開口を完全に閉鎖する（**図66**）。ILAの縫合長が約10cmであるため，1回の閉鎖で完全に切離可能である。

切離線の漿膜筋層をかけ補強する。とくに切離断端とずらした縫合線上を補強する。さらに最初に腸管を切離した断端，すなわちGIA60で切離した腸間膜側の切離線を補強することもある。吻合部最下端は器械の構造上ステイプルのかかりが十分でなく，またもっとも緊張がかかる部位であるため，漿膜筋層を3-0にて2針かけ補強している。

自動縫合器を4回使用する方法（GIA60を2回，ILAを2回）は，術野の汚染を最小限に抑える方法である。しかしわれわれは，自動縫合器を2回（ILAを2回）使用し機能的端々吻合を行い，現在まで重篤な腹腔内膿瘍や感染症の併発を認めていないので，コスト削減の点から現在は2回法を多用している。

腸間膜の修復は原則不要と考えているが，容易に体外で修復できるときは温存血管の損傷に気をつけて修復する。腸間膜の中枢側から始め，腸管の近傍では近位腸間膜，遠位腸間膜と吻合部腸管の漿膜の3点をかけるようにすると欠損部もなく修復可能である。

10. 吻合　59

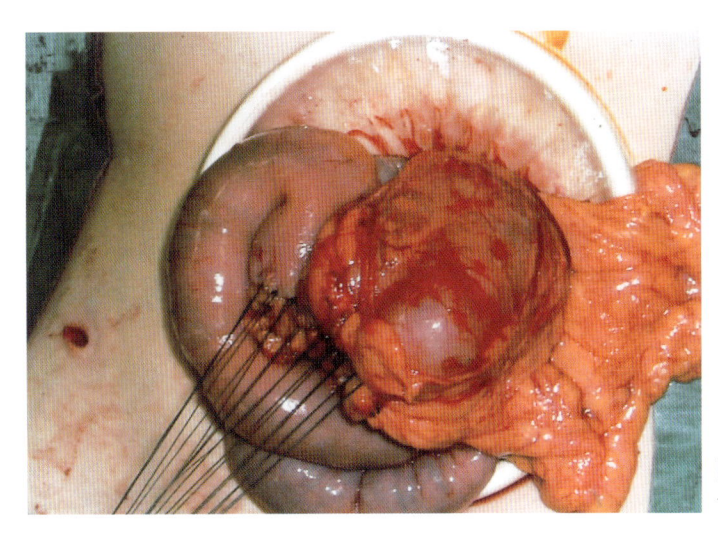

図64. 漿膜筋層の補強
切離線の漿膜筋層をかけ補強する

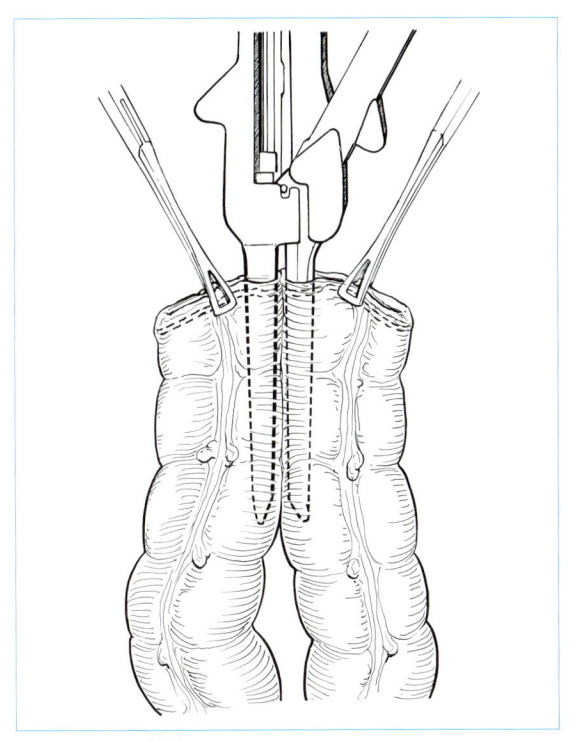

図65. ILAの挿入
腸管の切離をGIA60にて行ったときは，切開部からILAを挿入し吻合を行う

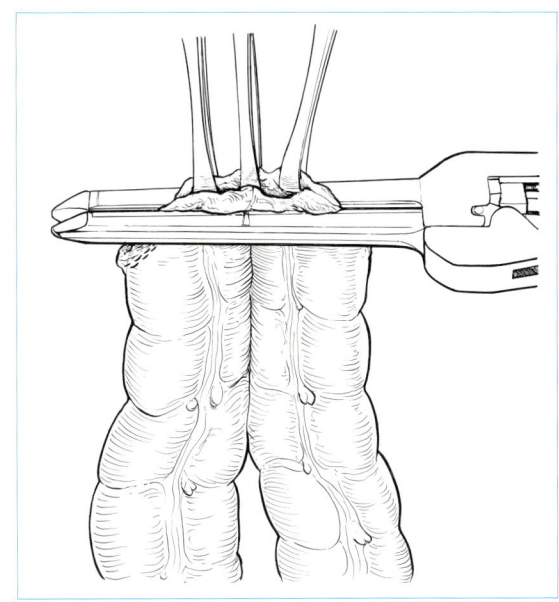

図66. ILAによる閉鎖切離
アリス鉗子で切開口を把持し，ILAにて切開口を完全に閉鎖切離する

10. 吻合
（2）腹腔鏡下吻合操作（DST）

A. 腹腔鏡下手術でのDST

　大腸疾患に対する腹腔鏡下手術（LS）でdouble stapling technique（DST）での最大の問題点は直腸の安全な切離操作である。直腸の切離に用いるEndolinear staplerの制限を十分に理解して使用すれば、縫合不全の発生率は決して開腹手術より高率になるものではないが、その手技には細心の注意を要する。

　一方、直腸を肛門から反転させて体外で切離するprolapsing法は、あくまでやせ型の体格の患者でしか適用できず、普遍性はない。また、下腹部の8〜10cmの中開腹創から開腹術で用いる器具を使用して行うhybrid methodは、LSでのDSTに自信がない場合や、LSでのDSTでトラブルが発生した場合のトラブルシューティングに、開腹術との中間的位置づけとして考慮すべき方法である。

B. 手術手技

　術中の体位は右半側臥砕石位で、骨盤内操作を行う際には頭低位としている。ポートの位置と種類を図67に示す。ポート①よりフレキシブルなタイプの腹腔鏡を挿入している。

　以下に手術操作を解説する。左側結腸の授動、下腸間膜動脈のhigh ligation、下腸間膜静脈と左結腸動脈の切離後に骨盤内操作に移行する。ポート②から挿入した把持鉗子で、下腸間膜動脈の切除側切離端の部分を把持して腹側正中に牽引し、上下腹神経叢および両側下腹神経を温存する層で、直腸後腔の剥離を開始する。

　S状結腸癌、上部直腸癌症例では、直腸後腔の剥離を一気に肛門側切離予定線から5〜7cm肛門側まで進め、直腸の左右に連続する腹膜を切離後、直腸間膜をハーモニック・スカルペル（LCS-ACE™）を用いて処理する。この際、直腸壁の損傷を避けるために常に彎曲したLCS-ACE™の背側が直腸壁に向くように操作する。また、後のDSTの際にクリップが巻き込まれるのを避けるため、直腸間膜内ではクリップは使用しない。

　直腸間膜の処理はLCS-ACE™で施行可能であり、後出血は経験していない。また直腸間膜の処理は、筋層ぎりぎりまでは行わず、少々脂肪織が残っていても支障はない（図68）。

　下部直腸癌では直腸後腔の剥離、直腸の左右に連続する腹膜、さらに骨盤神経叢の内側での側方靱帯の切離、精嚢前立腺（腟後壁）との剥離操作を交互に進める。この操作は腹腔鏡用の電気メスを用いて行い、側方靱帯で中直腸動脈が同定された場合や出血があった場合にのみ、LCS-ACE™を用いて対応している。下部直腸癌で、直腸切離部が歯状線から数cm以内になる場合には、直腸間膜の処理は行わない。

　剥離が十分進んだ時点で、必要に応じて腫瘍の下縁確認のため術中内視鏡検査を施行する。

　直腸の切離操作の前に、肛門側切離予定線より口側で直腸をクランプし、直腸内を十分に洗浄後、Endolinear staplerを用いて直腸を切離する。われわれは直腸の切離にはEndo GIA Universal™またはEchelon™を使用している。また直腸のクランプにはLS用に開発した直腸クランプ鉗子（図69）や、この鉗子が使用できない低位では、肺把持鉗子を使用している。この際、ポート④から直腸クラン

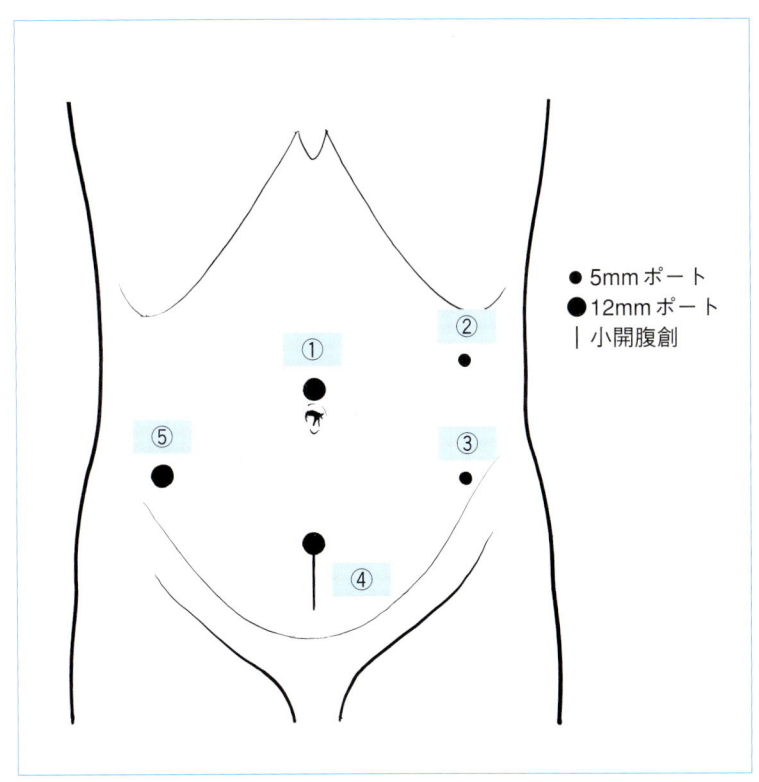

● 5mmポート
● 12mmポート
| 小開腹創

図67. ポートの位置，種類

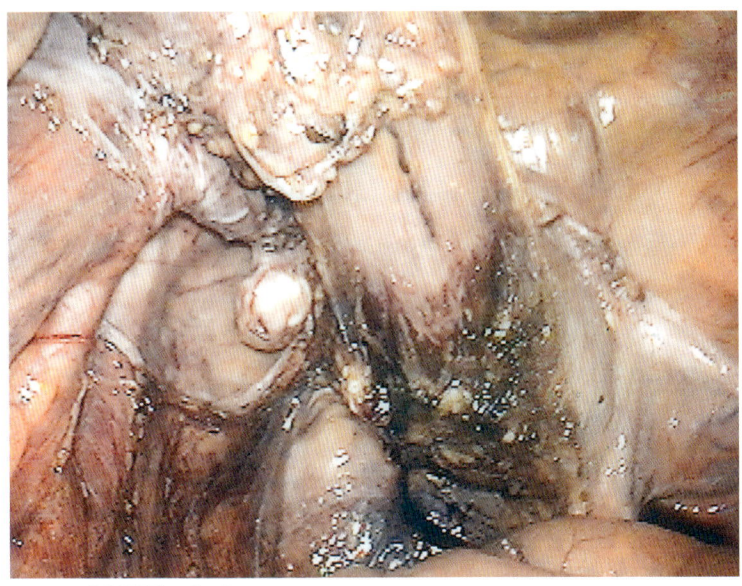

図68. 直腸間膜の処理

プ鉗子を挿入し，ポート⑤からEndolinear staplerを挿入している．直腸切離線は残存直腸の血流を考慮して，処理した肛門側の直腸間膜にかかるぐらいの位置にする．直腸切離のためEndolinear staplerで直腸を挟む際には，先端の位置を必ず確認し，先端で付属器や左側骨盤壁を挟み込まないように留意する（図69）．

腹膜反転部付近より口側でのEndo GIA Universal™による切離では，通常60-3.5のカートリッジを用いているが，必ずしも1回のfiringで直腸ができるわけではない．あらかじめ直腸切離が1回の切離操作では困難と判断した場合や，腹膜反転部付近より肛門側での直腸切離の際には，1回目の切離操作では，45-3.5のカートリッジを用いる．また超低位での切離では，30-3.5のカートリッジを用いる場合もある．いずれのカートリッジを用いても，切離操作の際にはEndo GIA Universal™は2段階まで先端を屈曲させて使用しているが，この4年間にmisfireは経験していない．また2発目以降のfiringは直前のfiringのステイプルラインとクロスするように行う（図70）．

直腸の切離が完了したら，小開腹創から腸管を挙上し，腸管を切除する．必要に応じてpouchを作成し，口側腸管にアンビルヘッドを挿入して腸管を腹腔内に還納する．腸管を腹腔内に還納した後に，アンビルヘッドが口側腸管内に脱落するのを予防するために，口側腸管のpurse string sutureの結紮線に沿い，さらに絹糸でセンターロッドに腸管壁を二重に固定する（図71）．

再気腹後，サーキュラーステイプラーを用いてDSTで吻合する．われわれはセンターロッドの"矢"の部分を引き抜く操作を必要としないECSを用いている．この際，直腸をEndo GIA Universal™で2回以上のfiringで切離した場合には（図72），直腸から挿入したセンターロッドの"矢"の部分が1回目と2回目のステイプルラインの交差部近傍を刺通するように留意する（図73，74）．

その後，口側腸管のアンビルヘッドをセンターロッドに挿入し，腸管が捻れないように，また周囲の組織を巻き込まないように注意してサーキュラーステイプラーをproximateし，firingする．"ドーナッツ"が不完全な場合には，初回吻合部が高位の場合には躊躇なく再吻合しているが，低位の場合にはリークテストを行い，リークが確認されれば前述のhybrid methodまたはconversionにて再吻合を行うか，経肛門的に補強し，必要に応じてcovering ileostomyを造設する．

その後，ポート③または⑤からドレーンを骨盤内に留置する．後腹膜の修復は行っていない．diverting ileostomyを造設する場合には，ストーマサイトマーキング部より5 mmのポートを挿入し，ストーマを造設する回腸を把持しておく．その際，口側，肛門側の区別が判断できるように腹腔内で目印を付けておく．

参考文献
1) Yamamoto S, et al：A comparison of the complication rates between laparoscopic colectomy and laparoscopic low anterior resection. Surg Endosc 18：1447-1451, 2004.
2) Yamamoto S, et al：Safety of laparoscopic intracorporeal rectal transection with double-stapling technique anastomosis. Surg Laparosc Endosc 15：70-74, 2005.

10. 吻合

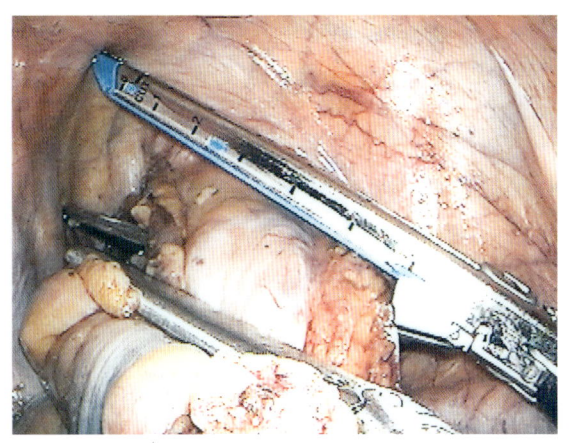

図69. 直腸クランプ鉗子とEndo GIA Universal™による直腸の切離

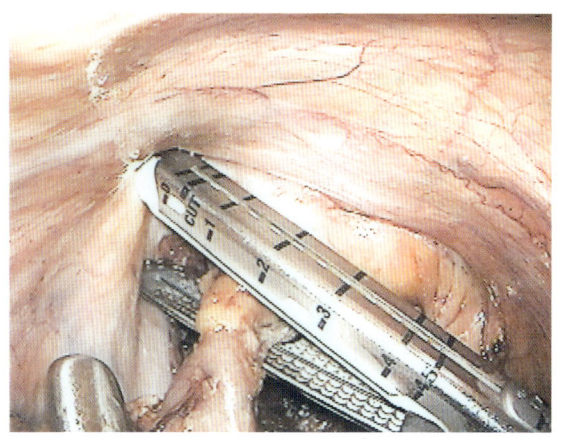

図70. 2発目のfiringによる直腸切離

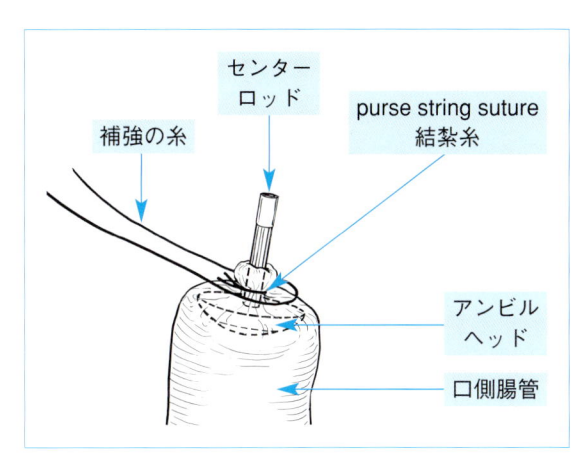

図71. アンビルヘッドの口側腸管への固定

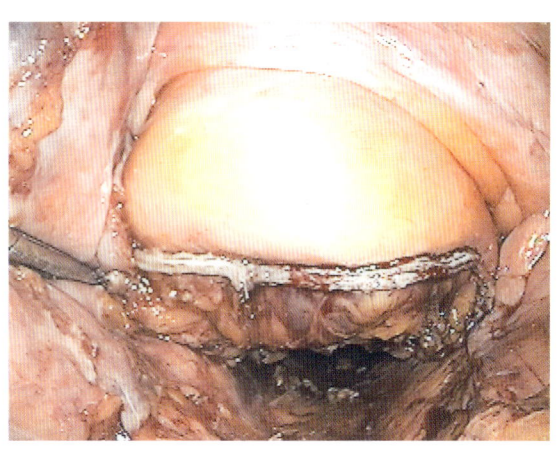

補強の糸／センターロッド／purse string suture 結紮糸／アンビルヘッド／口側腸管

図72. 2回のfiringでの直腸切離端

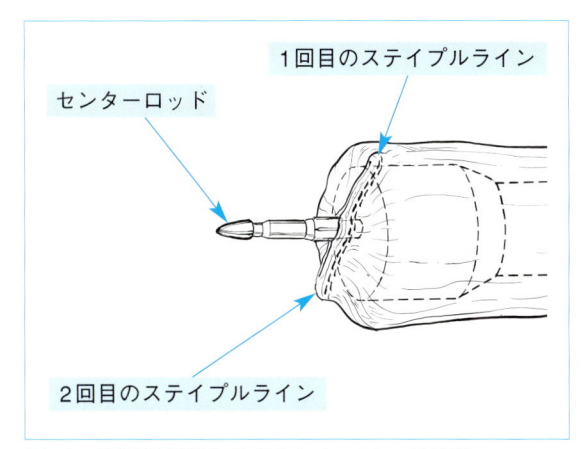

図73. 直腸切離端からのセンターロッド刺通

センターロッド／1回目のステイプルライン／2回目のステイプルライン

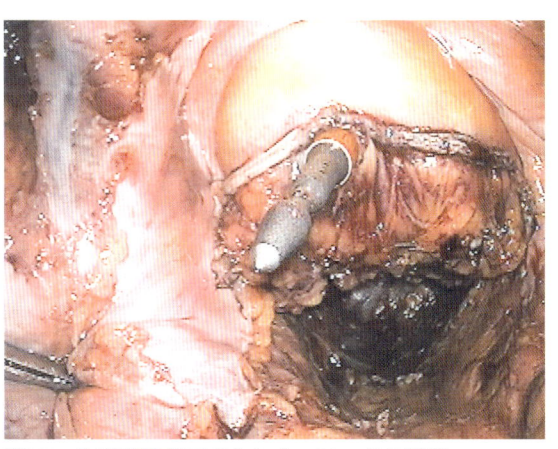

図74. 交差部近傍でのセンターロッドの刺通

11. 注意すべき術中トラブル

腹腔鏡下大腸切除の適応は徐々に拡大され，標準化に向けた技術習得が大きな課題となってきた．本稿では，腹腔鏡下大腸切除時に起こり得る術中トラブルを予防することを目的に，様々な局面での注意点を述べる．

A．腹腔鏡下大腸切除における注意すべき術中トラブル

1）ポート挿入時トラブル

（1）出血
とくに下腹部ポートの挿入時に注意を要する．腹直筋の外縁よりやや内側を走行する腹壁動静脈の損傷には十分配慮する．

（2）臓器損傷
鉗子による腹膜の十分なtenting操作は，トロッカーのスムーズな挿入に有効である．第1トロッカーは細径のものを先行し，第2トロッカー以降は鉗子補助のもと，腹腔鏡観察下で挿入することも臓器損傷への気遣いとして重要である（図75）．

（3）気腹漏れ
小開腹創でよく経験されるポート周囲からの空気漏れに対しては，手術の初期段階で対処すべきである．ポート周囲の腹膜の完全閉鎖により，後の過度なCO_2使用や皮下気腫の発生を予防できる．

2）血管・尿管損傷

（1）剝離層誤認による損傷
とくに尿管や精巣/卵巣静脈の損傷に注意を要する．これは腎前筋膜（後腹膜下筋膜，尿管下腹神経筋膜）を保つ層での剝離を心がけることに尽きる．とくに内側アプローチでは剝離方向が深くなることがあり，その結果，腎前筋膜を損傷することがある．尿管や精巣/卵巣動静脈が膜を介さずに直接みえる場合には，層の誤りを認識すべきである（図76）．

またS状結腸の外側アプローチの際に癒着の強い症例では，正しい層に入りにくいことがあり，比較的層がわかりやすい下行結腸からの授動操作を先行させ，S状結腸へ連続させることがコツである．

（2）血管処理時の損傷
処理すべき血管の末梢を助手の鉗子で適当なテンションで上方に牽引してもらうと，術者は両手鉗子で血管の処理を行うことができる．術者は左手鉗子で処理すべき血管周囲の膜を繊細に把持することで，安全な剝離操作が可能となる（図77）．状況により術者が1本の鉗子で剝離せざるを得ない場合でも，盲目的に電気メスや超音波切開凝固装置を組織に押し込む操作は不用意な出血の原因となるので行わない．

また，常に静脈の位置を意識した剝離を心がける．ケリー鉗子を動脈背側に通す際は裏の静脈に注意を払い，通したケリー鉗子は乱暴に開かない．

万が一出血した場合は，落ち着いて出血点をよく確認する．容易にみつかり鉗子把持により止血コントロールが可能ならば，クリップまたは超音波切開凝固装置で止血する．コントロール困難な静脈出血ではまずガーゼ圧迫で一呼吸おき，周りの状況を把握し周囲を剝離したうえで止血すべきである．腹腔鏡下手術で通常認められる多くの出血は，ガーゼ圧迫のみでコントロールされる．

3）臓器損傷

臓器損傷は出血とともに頻度の高い術中ト

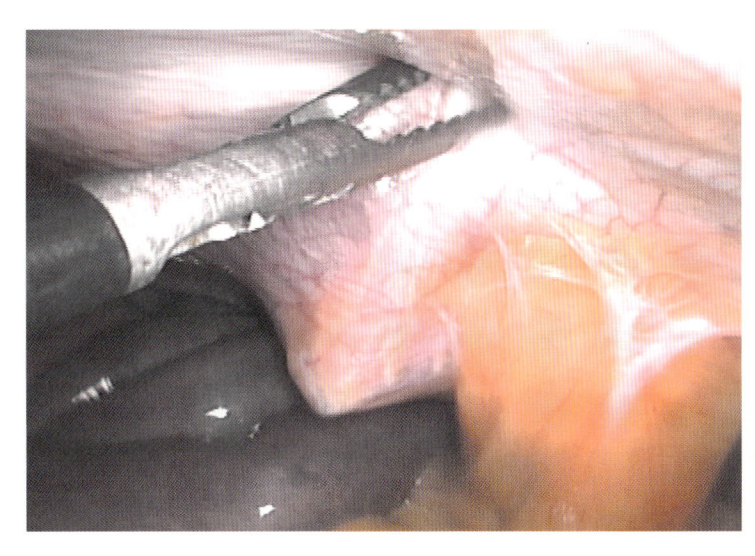

11. 注意すべき術中トラブル　65

図75. 安全なポート挿入法
腹膜がテント状に持ち上がるまで剝離し，鉗子補助によりポートを挿入する

図76. 内側アプローチにおける腎前筋膜の保持
腸間膜を上方に牽引し，一方の鉗子で腎前筋膜を把握しカウンタートラクションをかけると疎な結合組織がみつかる．背面に腎前筋膜を落とすように剝離し，膜は決して破らない．尿管や精巣/卵巣動静脈が膜を介してみえる層を守ることが重要である

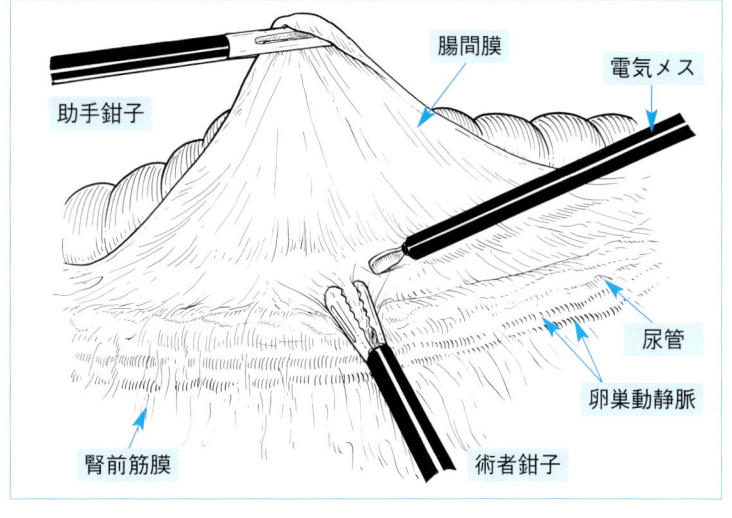

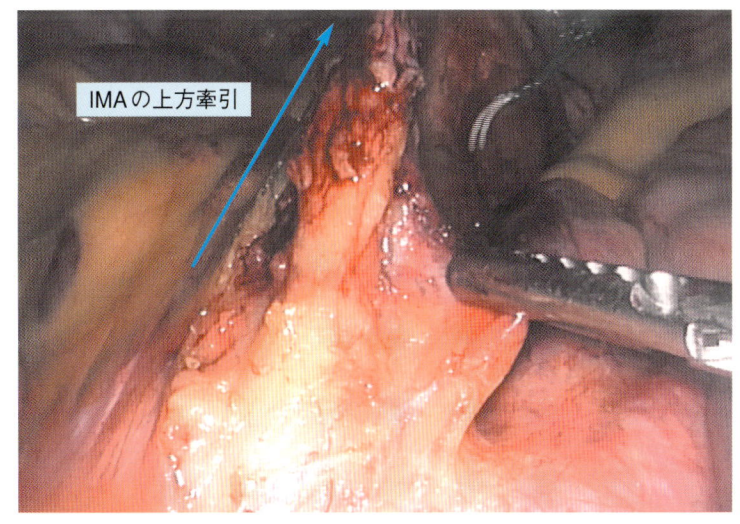

（図中ラベル：助手鉗子，腸間膜，電気メス，尿管，卵巣動静脈，腎前筋膜，術者鉗子）

（写真中ラベル：IMAの上方牽引）

図77. 下腸間膜動脈（IMA）根部での血管処理
処理すべき血管はその末梢側を助手が把持し上方に牽引する．術者は，処理血管の周囲の膜をつかみ適当なテンションをかけ，電気メスや超音波切開凝固装置で切離する．テンションのない盲目的な剝離は出血の原因となる

ラブルである。とくに腸管の直接把持は極力避けるべきであるが、どうしても必要な場合には無傷鉗子を使う、非温存腸管を把持するなどの配慮をしたい。

また術中のポートからの鉗子出し入れに少しでも抵抗を感じるようなことがあれば、その後の鉗子出し入れには腹腔鏡のサポート下で安全に行うことを心がけたい。

4）視野展開および剥離操作のトラブル

（1）視野展開困難

術中に視野展開がうまくいかず円滑な続行が困難な場合は、術者が両手の鉗子で手術しやすい場を作り直し、助手に把持してもらう位置を具体的に指示することが望ましい。このような一呼吸おいた場作りは、手術を円滑に進めるうえで良好な結果をもたらすことが多い。

（2）剥離操作のトラブル

良好なカウンタートラクションのある視野展開をあらゆる場面で作ることがまず重要で、そのうえで術者の片方の鉗子で膜を繊細に把持し、剥離することが望ましい。基本は手術に入ったどのメンバーがみても正しい層だと共通に認識し得る良好なカウンタートラクションの構築である（図78）。

5）腸管洗浄・切離（とくに直腸癌手術）に関するトラブル

腹腔鏡下前方切除術では、腫瘍肛門側のクランプおよび腸管洗浄に難渋することがしばしば経験され、ここでの煩雑な手技による術後縫合不全の発症が懸念される（図79a）。われわれの検討では、直腸切離に3回以上の器械使用を要した症例の縫合不全率は2回以下の症例と比較し有意に高率であった。とくに肥満や男性の狭骨盤、あるいはTMEを要する低位直腸癌では解剖学的な制約から、意図した手技コントロールが難しいことがあ

る。われわれの行っている恥骨上小切開（4〜7 cm）からの直腸縦切離法は、安全でストレスのない手技であり、広く勧め得る選択肢の一つである（図79b）。

6）腫瘍摘出時のトラブル

（1）腫瘍の損傷・汚染

とくに腫瘍の大きな症例では、取り出す創の延長を躊躇すべきでない。無理に取り出すと腫瘍が裂け、癌細胞汚染の恐れを生じる。同様に、進行癌ではwound protectorによる創保護も推奨される。

（2）出血・臓器損傷の危険

腸管の授動が不十分な場合、腫瘍を無理に引き出すと出血や臓器損傷の原因となる。

7）器械吻合時のトラブル

（1）double stapling technique（DST）のトラブル

基本は開腹手技に準ずる。腸間膜の捻れに対する配慮は必要で、アンビルと本体の接着の際には、下腸間膜動脈根部より順次腸間膜の捻れを確認する。また助手は膀胱や子宮腔をしっかり展開し、不要な巻き込みを防ぐ。

SD junction寄りのS状結腸癌で上直腸動脈を温存し得る症例では、肛門側腸管が長く温存され器械本体が吻合に届かないケースがある。このような場合には、前もってDSTを行えるようにS状結腸を適切に切除することや、FEEAへの変更を考慮すべきである。

（2）functional end to end anastomosis（FEEA）のトラブル

とくに多く経験されることは腸管授動不良によるトラブルであり、無理な操作は腸管や血管の過伸展による損傷を招く恐れがある。吻合に緊張が予想される場合には再度十分な授動を試みるべきであるが、症例によっては余裕をもったFEEAを行うことができないケースがある。このような場合にも、とくに最初の側々吻合における縫合の際の腸間膜の

巻き込みや無理な操作による腸管損傷に十分注意したい。

B．腹腔鏡下手術困難例

肥満，手術既往による高度癒着予測例（とくに胃切除術），男性の狭骨盤，腫瘍径の大きな症例，および腸閉塞では，腹腔鏡下手術の安全な施行が懸念されることがあり，適応には慎重を要する．腹腔鏡から開腹へのコンバート操作は術後合併症に関連し得るとの報告もあり，腹腔鏡下手術困難例での過度な腹腔鏡へのこだわりは避けるべきである．腹腔鏡下手術自体の適応もさることながら，開腹移行への判断基準を各チームで定めておくことも重要である．

腹腔鏡下大腸切除では独特の技術習得が必要であり，その獲得過程には"learning curve"が関与する．予測される術中トラブルやその回避方法を適切に認知することは，本技術の早期習得につながると思われる．

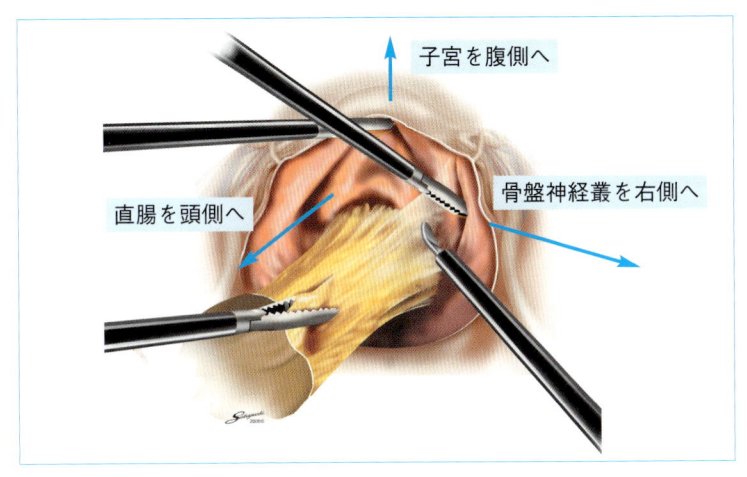

図78. 側方靱帯処理における3次元カウンタートラクション
直腸を頭側方向，子宮を腹側方向，側方靱帯を右側に展開している．このような3次元カウンタートラクションにより，骨盤神経叢を十分認識しながらの側方靱帯の処理が可能となる

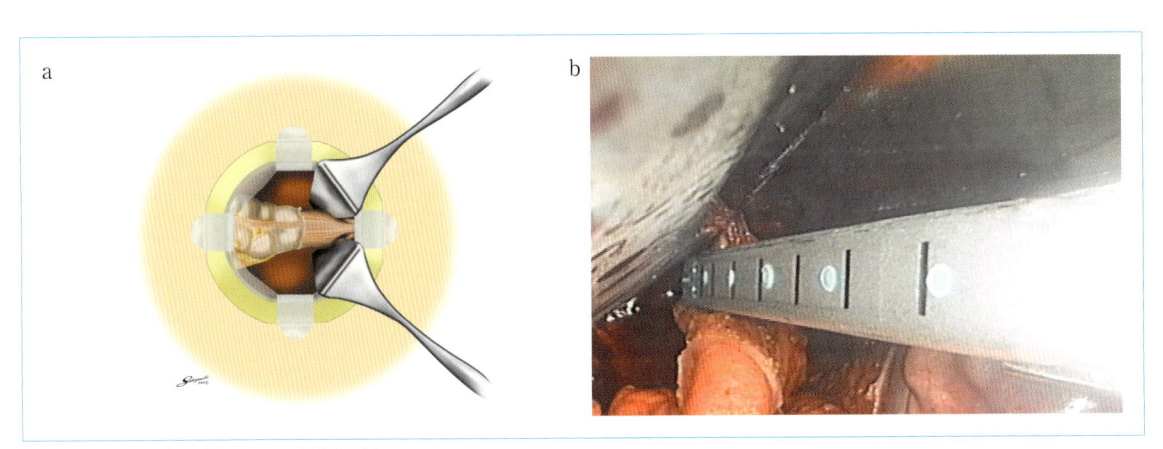

図79. 恥骨上小切開からの直腸切離
a：恥骨上に4〜7 cm大の切開をおき，wound protectorを装着する．直腸の両脇にL字型のリトラクターを入れ，直腸を縦方向に平坦化させる
b：直視下または腹腔鏡補助下に直腸を縦方向に切離する

12. トラブルシューティング
（1）視野展開困難例

　腹腔鏡下手術では常に指標を設定しておく必要があるが，視野展開困難例ではいっそう重要となる．

A. 視野展開困難例となる要因と対策

　視野展開困難となる要因を列挙し，簡単な打開策を述べる．

1）手術既往歴

　問題となるのは①第1本目のトロッカーの挿入位置，②癒着による視野制限，鉗子操作の制約，③前回手術により正しい層が破壊されている，などである．①に対しては，手術痕，手術部位周辺を避ける．また手術には不要でも安全な場所にトロッカーを挿入し，腹腔内を確認する方法（5mmのカメラも有用）もある．②腹壁との癒着は，トロッカーの追加時に可能な限り剝離しておく．③に関しては，解剖学的に指標となる部位の位置関係を把握することである．

2）肥満例

　非生理的な癒着も多いが，手術既往例と異なり強固な炎症性癒着は少ない．ただ腹腔内臓器の容量が多く視野展開が困難であるが，トロッカーの追加やFALSでしのいでいる[1)2)]．

3）出　血

　視野良好な出血前の術野に戻ることが原則である．止血ができていれば，ビデオを巻き戻して見直すこともよい情報源となる．
　これらの要因により剝離層を誤るのであるが，以下その解決法をあげる．

B. 各術式別の指標

　いずれの術式でも指標とすべき層は左右のGerota，尿管下腹神経筋膜と続く後腹膜下筋膜を温存する層である．同部への手術既往例を除き保たれており，位置関係を把握する指標となる．以下の臓器に到達したときの次の進路を各術式別に記した．

1）右結腸切除術

（1）十二指腸下行脚

　腹側に横行結腸があり，腹側に牽引すると胆囊十二指腸横行結腸ヒダを認める（図80）．外側の右横隔結腸ヒダも切離すれば右結腸曲は授動される．これを尾側へ牽引しつつ右Gerota筋膜前面まで剝離．また十二指腸下行脚から尾側内側へ剝離していくと膵前筋膜に続くが（図81），右副結腸静脈が結腸側へ向かうので要注意である．

（2）右Gerota筋膜

　内側には十二指腸下行脚があり，尾側へ剝離すると尿管，右精巣動静脈を覆う尿管下腹神経筋膜と連続する．

（3）尿管，右精巣動静脈

　直視したら層が深すぎる．内側に層の移行部を検索し剝離し直す．精巣動静脈は結腸間膜との剝離境界の指標として「この血管は外」と念じつつ剝離する．

（4）大網

　下腹部手術既往例では大網が右側結腸，S状結腸と癒着，頭側へ持ち上げていることがある．各結腸との癒着を剝離し生理的位置に戻すか，癒着を残して大網を分断しておく．

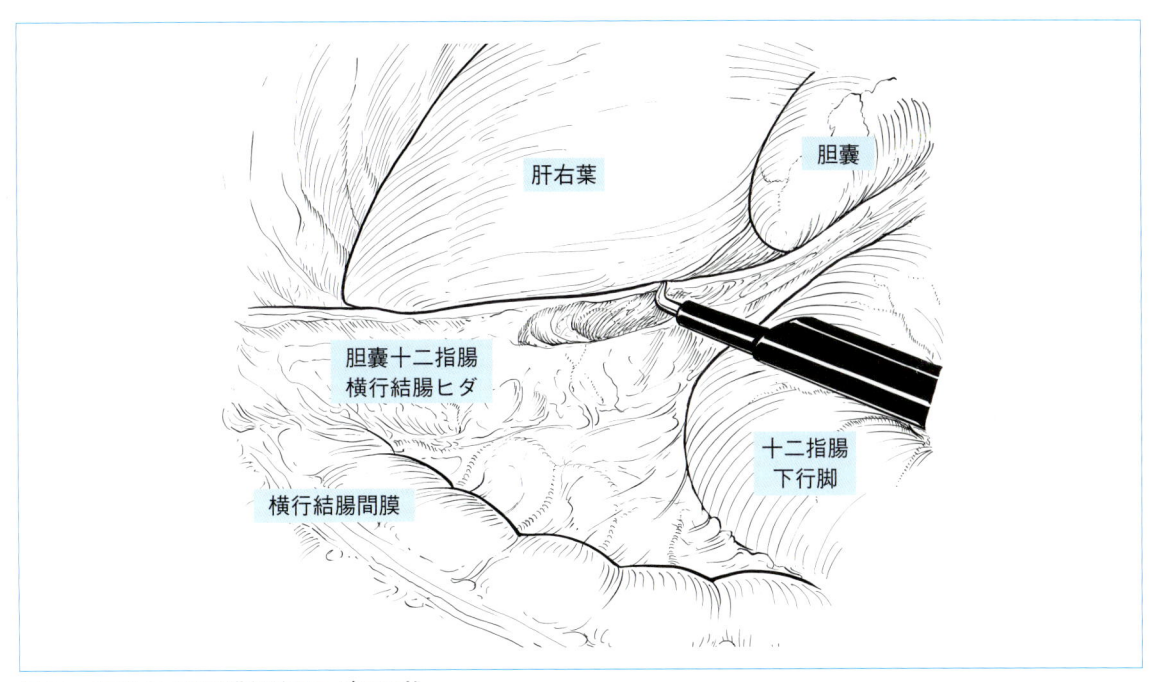

12. トラブルシューティング　69

図80. 胆嚢十二指腸横行結腸ヒダの切離
膵前筋膜の剥離に続いて胆嚢十二指腸横行結腸ヒダを切開し，十二指腸下行脚との間を剥離，右結腸曲の授動を行っている

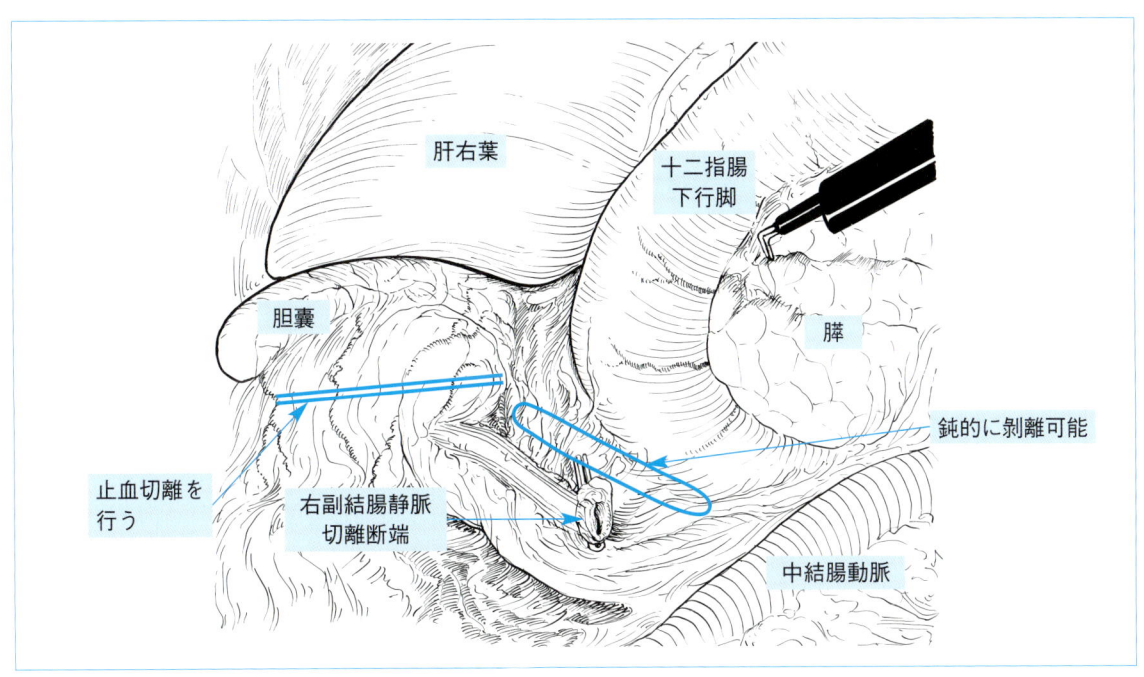

図81. 膵前筋膜の剥離
胃結腸静脈幹から右副結腸静脈を切離し，切離断端を把持しながら膵前筋膜を剥離していく

2）横行結腸切除

（1）網嚢
網嚢内は生理的にも癒着が多いが，胃の後壁を指標にスペースを広げていく。

（2）右副結腸静脈
まず切離する。結腸側の切離端を持ち上げると膵前面に剥離層がみえる（図81）。

（3）上腸間膜動脈
いきなりこれがみえたら行きすぎ。まず中結腸動脈の起始部を探る。

（4）Treitz靱帯
十二指腸空腸曲の右側，横行結腸間膜の立ち上がりとの間を切開すると，中結腸動静脈と上腸間膜動静脈の間に進入する。剥離を進めると膵前筋膜に達する（網嚢内ではない）。

（5）脾結腸間膜
大網を左結腸曲と脾下極との間で横断して，網嚢から下行結腸背側（結腸間膜後葉とGerota筋膜の間）の層と連続させるが，大網の癒着した脾被膜を破ると厄介な出血となる。腫瘍から十分距離がある場合には，大網を脾側へ牽引して胃切除における大網切除の要領で剥離すると，脾をみることなく横行結腸間膜後葉と左Gerota筋膜の腹側を連続させることができる。

3）左結腸切除

（1）Treitz靱帯
十二指腸空腸曲の右側は小腸間膜，左側は左結腸間膜である。結腸間膜をたどりながら結腸をみつける。切開する場合は下腸間膜静脈に要注意。

（2）左Gerota筋膜
左結腸間膜を切開，左Gerota筋膜との間を剥離して下行結腸背側へ進入する。

（3）膵体尾部
左結腸間膜と左Gerota筋膜の間を外側から剥離する際に損傷することがある。

4）S状結腸切除

（1）左精巣動静脈
右側同様，外側アプローチでの剥離層の指標となる。

（2）尿管，下腹神経
本来，尿管下腹神経筋膜の背側にあり，直視できるときは剥離層が深すぎる。

（3）右総腸骨動脈
正しい剥離ではみえない。S状結腸間膜を左側へ圧排すると血管隆起がみえるが「あっAortaだ！」と叫んではいけない。モニターから目を離し，臍からの腹腔鏡の向きを見直し「臍の高さが大動脈分岐部」を思い出す。

5）直腸低位前方切除

（1）直腸固有筋膜
S状結腸切除後吻合部再発例でも，前回手術が腹腔内での吻合なら保たれている。直腸間膜側面から後腹膜腔へ進入し，直腸後腔へ進入する。さらに頭側へ尿管下腹神経筋膜との間を剥離，尾側へ仙骨直腸靱帯を切開し挙筋前腔に達する。

（2）膀胱直腸間隙
直腸背側の剥離が終了し，精嚢の高さで直腸側壁に沿って膀胱との間を軽く圧迫すると挙筋前腔に入る。背側が側方靱帯，外側腹側が骨盤神経叢からの膀胱枝・精嚢枝である（図82）。

（3）仙骨直腸靱帯
直腸背面をS_3の高さで，一瞬剥離層を見失う。腹側へ直腸固有筋膜に沿って筋膜を切開すると，軽い抵抗とともに挙筋上腔に出る。これを左右に十分切開する。

（4）hiatal ligament
直腸間膜を尾骨の前面まで剥離しanococcygeal rapheを剥離すると，直腸後壁との間に半月状の結合組織（hiatal ligament）がある（図83a）。これを切開し奥の脂肪組織を腹側へ圧排すると直腸壁に触れる。ここが

TMEの終点。直腸背側と右側壁を前立腺下の高さまで剝離すると確認できる（**図83b**）。

C．難局打開のための小道具としてのFALS[3]

手術開始直後に4 cmの小切開を先行し、ラッププロテクター（八光社），FALS-TOP（神戸バイオメヂック社，8号手袋でも可）を装着し手術を行うが，小腸はミクリッツガーゼを腹腔内へ入れリトラクターで圧排する。また直腸前壁の膀胱，精囊，前立腺圧排には指袋を翻転して自在鉤を挿入圧排するとよいトラクションを得られる。

本稿では視野困難を生じる要因と，打開のために必要な解剖学的指標，指標の役立て方について検討した。以上により多くの救済が可能になると心得る。

参考文献
1) 市原隆夫：FALS革命―新しい腹腔鏡下手術手技，市原隆夫編，金原出版，東京，2006, pp53-92.
2) 市原隆夫，他：Fingers assisted laparoscopic surgery（FALS）の概念．手術　58：1983-1990, 2004.
3) Ichihara T, et al：A novel technique of finger-assisted laparoscopic surgery. Am J Surg　187：285-287, 2004.
4) Arey LB：Developmental Anatomy. 7th ed. Saunders, Philadelphia-London, 1965, p280.

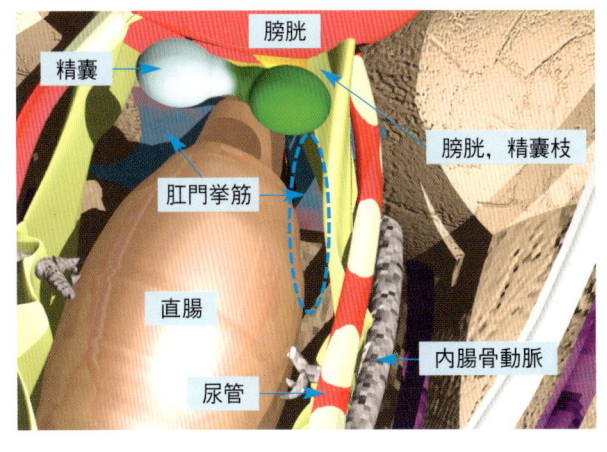

図82．膀胱直腸間隙
腹側に膀胱，精囊枝があり挙筋前腔へつながる

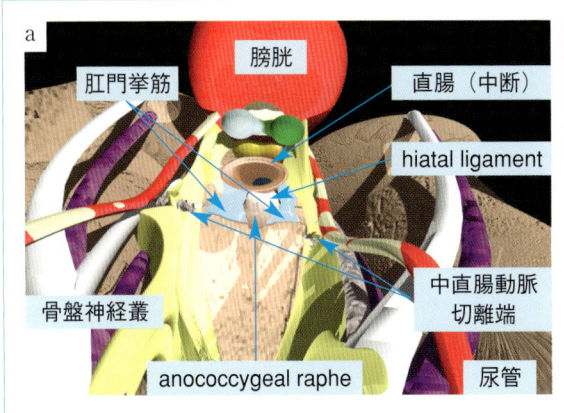

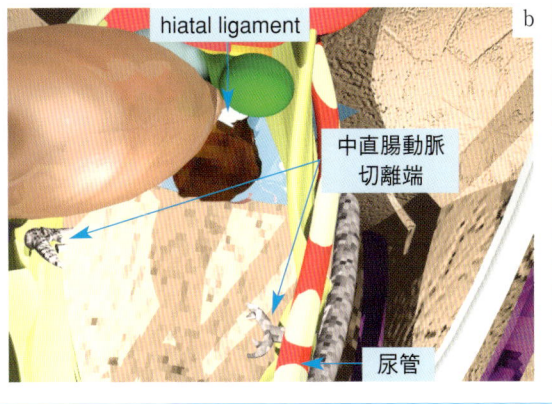

図83．hiatal ligament
anococcygeal rapheと直腸後壁とをつなぐ半月状の結合組織（a）。側方靱帯を切離すれば側面からも直視できる

12. トラブルシューティング
(2) 出　血

　腹腔鏡下大腸切除術における術中合併症としては，出血と腸管損傷が多くみられ，致命傷となることもあるためにもっとも注意を要する．

　とくにこの項では術中出血について考察し，その陥りやすい原因と気をつけなければならない部位・手技，そしてトラブルシューティングとしての止血方法，開腹移行のタイミングについて述べる．

A．どのようなときに出血しやすいか

　リンパ節郭清に伴う血管周囲の剝離（下腸間膜動脈・静脈，上腸間膜動脈・静脈など），腸間膜把持・牽引の際．術野が狭く鉗子操作が困難であったり視野がとれにくいとき．解剖の誤認．鉗子操作が乱暴であったり，有傷性鉗子により組織を把持する場合．腸管の炎症が強い場合，癌の浸潤が著しい場合．肥満が強く腹腔内の脂肪が顕著である場合などに出血をきたしやすい．

　出血しやすい場所を表9に示す．基本はこれらの解剖を十分理解し，丁寧な剝離操作を行うことである．

B．止血方法

　止血方法としては，ガーゼや鉗子による血管の圧迫や把持，糸やクリップ・自動縫合器による血管の結紮，超音波切開凝固装置やLigaSure™・バイポーラ・モノポーラによる血管凝固がある．この方法をうまく使い分けることが必要である．出血点を確認することが最初の手順で，次に出血点の性格の把握をする．

　動脈性出血と静脈性出血とでは止血方法が異なる．動脈性出血の際は，即座に出血している動脈を把持する．勢いよく出血するので，じっくりみれば出血点を確定することは容易である．鉗子で把持後，ゆっくりと完全止血を行う．周囲の術野を広げて，さらに洗浄・吸引する．完全止血には超音波切開凝固装置，LigaSure™，止血クリップや糸での結紮が有効である．大動脈から第1分岐の動脈の際は，止血クリップや糸での結紮で機械的に止血することがよい．第2分岐以下の細い動脈では超音波切開凝固装置，LigaSure™で周囲組織とともに凝固止血することも可能である．

　静脈性出血では出血点を探すのに苦慮することが多い．まず，ガーゼにより圧迫止血する．むやみにつかもうとすると，さらに出血を大きなものにする恐れがあるので注意が必要である．圧迫により仮止血を行った後に，洗浄吸引により術野から血液を除き，出血点を探す．太い静脈の際は，圧迫止血の後に糸による縫合止血が必要なことがある．細い静脈による出血では，圧迫のみで止まるか出血部位をしっかり把持して超音波切開凝固装置，LigaSure™などのバイポーラやモノポーラにより凝固させることにより，容易に止血できることが多い．

C．開腹移行のポイント

　腹腔鏡下で止血に難渋する場合は，開腹に移行する決断をしなければならない．この判断の時期を誤ると致命傷となることもある．では，どのような場合に決断するか．

　術野の確保ができない場合，圧迫止血を行

12. トラブルシューティング

表9. 出血しやすい場所

リンパ節郭清時	
	上・下腸間膜静脈，下腸間膜動脈
直腸剥離時	
	左精巣・卵巣動静脈，上・中直腸動脈
腸間膜の処理時	
	回結腸・右結腸・中結腸静脈，右副結腸静脈，下腸間膜静脈
他臓器損傷	
	脾，精嚢

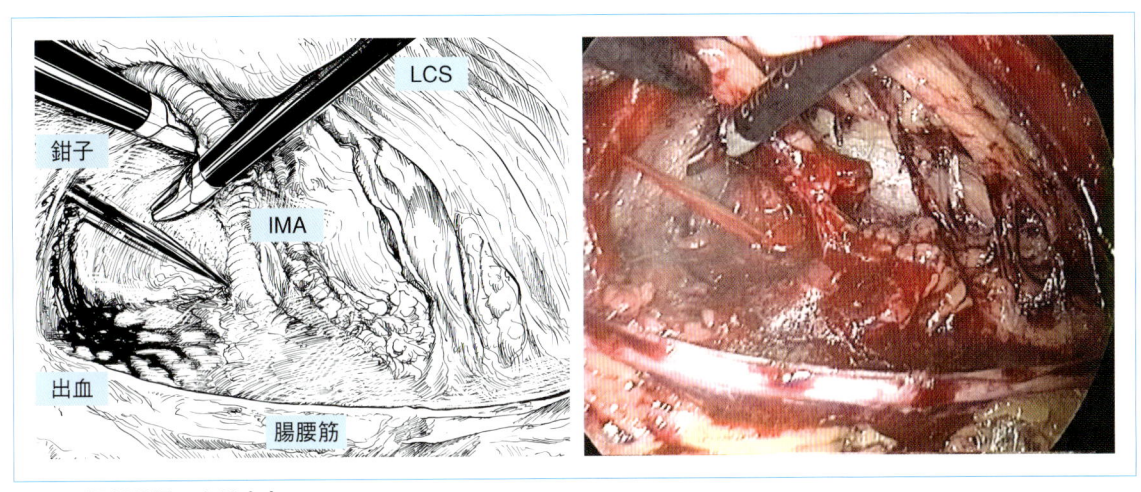

図84. 解剖誤認により出血
勢いよく噴出する血液がみられる

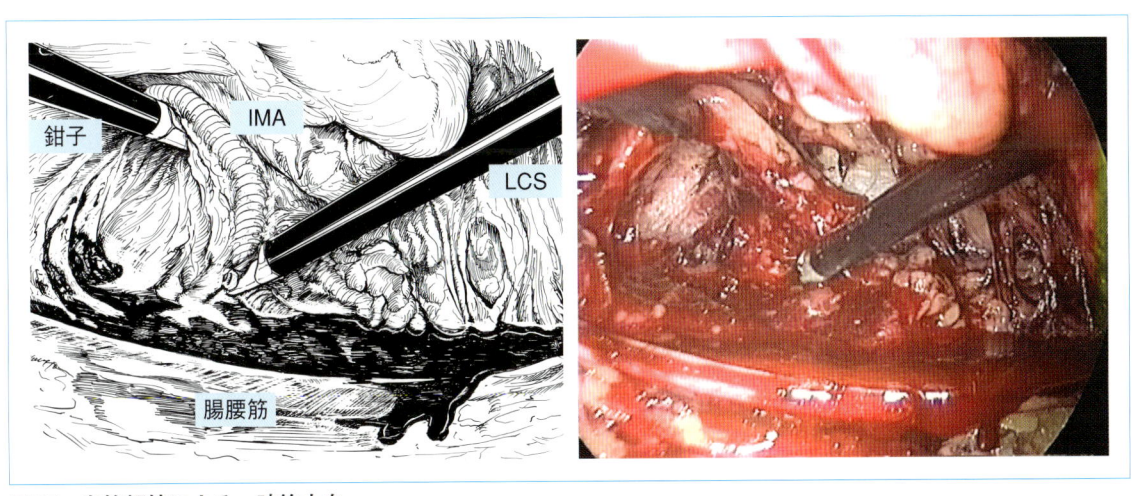

図85. 血管把持による一時的止血
動脈性出血の際は，鉗子により素早く把持することで一時的止血を行える場合が多い

っても出血量が減弱しない場合，止血点が確認できない場合，一時止血が行えるが完全止血に至らずに30分以上経過，または最高血圧が80mmHg以下に低下，または一挙に500ml以上の出血があり出血をコントロールできない場合，一時止血はできたものの完全止血が行えず繰り返し出血する場合や，その止血手技が腹腔鏡下では技術的に不可能と考えた場合，縫合止血が必要な際に，腹腔鏡下での縫合が完全に行えなかった場合．

D．出血させないコツ

解剖を無視した手術は，開腹手術であれ，腹腔鏡下手術であれ危険な手術であり，出血をきたしやすい．十分な解剖の知識をもって，鉗子をゆっくりと的確に操作する．乱暴な操作は出血しやすい．また，膜構造に沿った広く浅く術野を作りながら手術を進めていくことである．リンパ節郭清は，D1，D2郭清よりもD3郭清のほうが確実に血管を露出しながら手術を進めていくので，思いのほか出血しにくい．

E．症例提示

後腹膜アプローチにより下腸間膜動脈（IMA）を剥離する際に誤認し，IMAを超音波切開凝固装置で切離．勢いよく噴出する血液が観察される（**図84**）．この時点では出血点は確認できる．素早く超音波切開凝固装置により血管を把持し，止血する（**図85**）．素早く把持しないと，血液によりすべての術野が覆われてしまい，出血点がわからなくなってしまう（**図86**）．このような際には，出血点と思われる部位をガーゼで圧迫し出血を弱める．そして洗浄・吸引を繰り返して術野から血液を取り除く．もし，一時的な圧迫止血ができず，術野の確保が不能な場合は，即座に開腹に移行する．

血管を把持し一時止血が行えた場合には，完全止血に移行する．把持した血管に長さがない場合には，糸による結紮が必要となる（**図87**）．さらに糸による結紮止血の後に単発式の幅の薄いクリップを追加した（**図88**）．クリップ止血以外の手技も普段から行えるようにトレーニングしておくとよい．また，クリップの幅にもバリエーションがあるので，それぞれ特徴を把握して使い分けられるようにするとよい．

出血の際のトラブルシューティングについて述べた．出血をさせない丁寧な手術をすることがもっとも大切なことである．そのためには解剖の熟知，丁寧な手術操作が必要である．しかし，出血をきたした場合にはあわてず，まず圧迫止血し術野を作り直し，落ち着いて止血操作に入ることが重要である．その際には，様々な止血方法について日頃よりトレーニングし，適切な止血方法を選択することが必要である．また，止血困難な場合には無理せず開腹に移行する決断も必要である．

12. トラブルシューティング　75

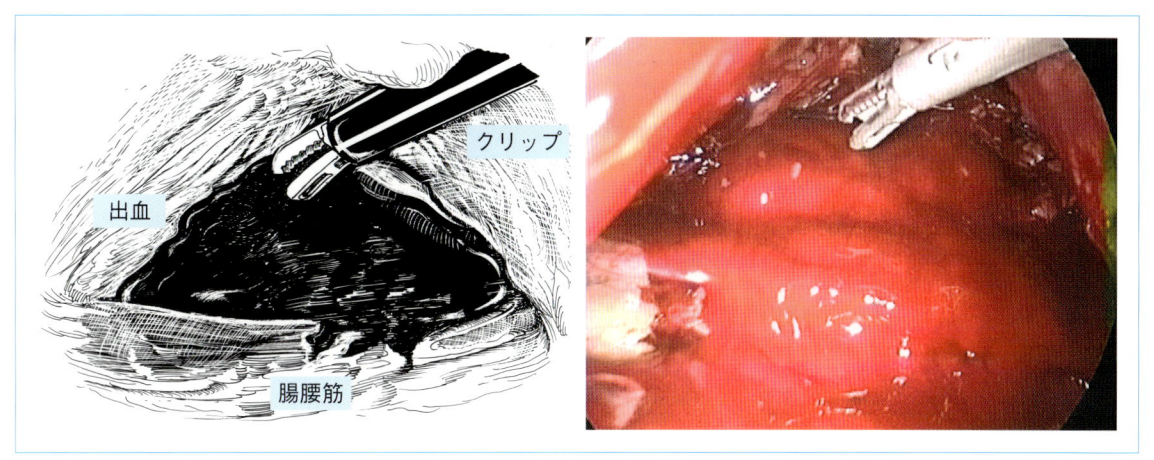

図86. 止血クリップによる止血
血液により術野が覆われ出血点がわからない場合は，圧迫止血をしながら，吸引洗浄を行うとよい

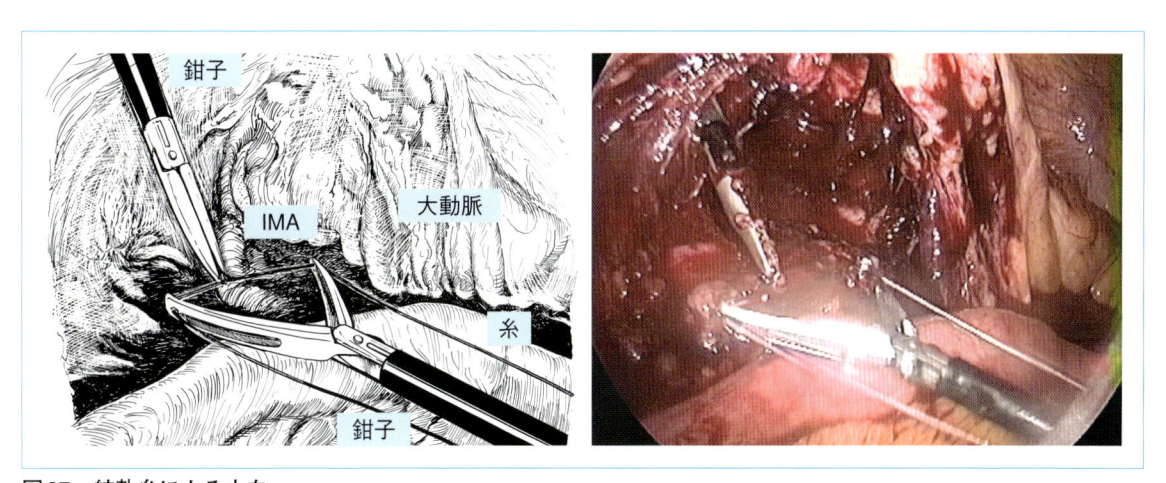

図87. 結紮糸による止血
完全止血には，糸により結紮を行うこともある．しっかりとしたトレーニングが必要である

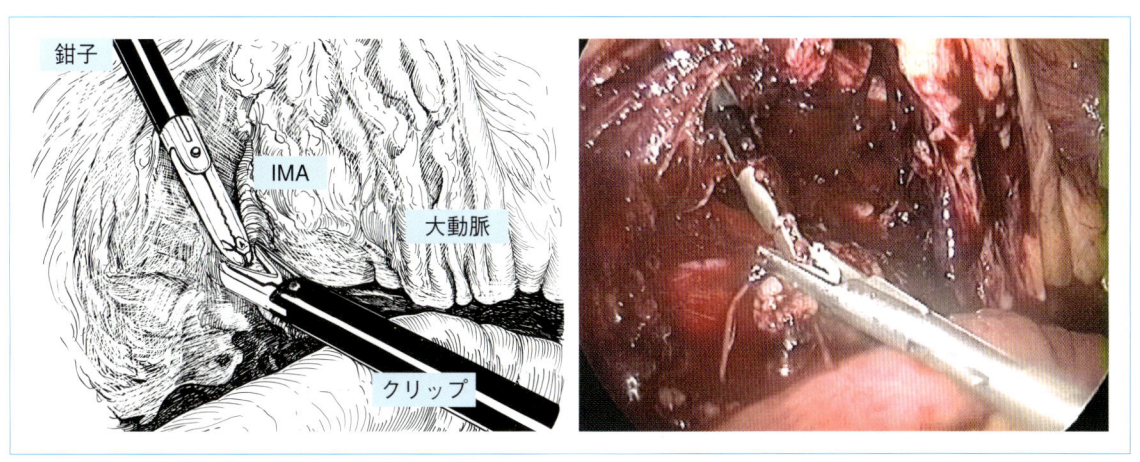

図88. 単発式クリップによる止血
様々な止血方法を日頃から学んでおくことが必要である

12. トラブルシューティング
（3）腸管損傷

　腹腔鏡下手術では，視野の制限や2次元での操作，さらに鉗子の触感がわかりづらいことから，不用意な操作では腸管損傷を起こすことがある。また，気腹を用いる際は，術中の気腹圧により腸管が穿孔しても腸液が流出しにくい，視野外での損傷は手術中に気づきにくいなどの原因で術後に重大な合併症を招くこともある。そこで，腸管損傷の予防法と，損傷時の対処について述べる。

A．腸管損傷を起こさないための基本操作

　①カメラで鉗子の先端を確認しながら器具を出し入れし，ブラインド操作を極力行わない，②腸管の把持や圧排は無傷鉗子など安全な鉗子を用い，不用意に腸管の牽引や把持をしない，③術者と助手，カメラ助手が連携し視野展開を行うことなどがあげられる。

B．腸管損傷の原因分類とその対策

　下記のごとく分類し，各項目別に述べる。

1）視野別
（1）視野内
　手術操作別，器具別の項で後述する。
（2）視野外
　術者と助手との連携のまずさからくる視野展開の不良が原因で損傷を起こすことが多い。とくにカメラマンは，助手の操作も視野範囲に入れるよう心がける。とっさの処置でカメラが術野から離せないときには，ブラインド操作もやむを得ない。その際は，①器具の出し入れ時に，器具の動きに抵抗を感じる場合や，通電器具を誤って通電した場合は，必ず後でカメラで鉗子の先端および周囲を確認する（図89）（もし操作をそのまま続行すると損傷に気づかず手術が行われてしまうので危険である），②剪刀など鋭利な鉗子はブラインドで使用しない。もちろん使用時は先端部が閉じていることを確認後挿入する。

2）手術操作別
（1）トロッカー挿入
　最初のトロッカー挿入法は，開腹法で行う施設が多いが，術野が狭いため，腹膜の切開時に腸管の巻き込みや癒着に気がつかず，腸管を損傷することがある。気腹後にはトロッカーの周囲の腸管や組織を，カメラで確認する。他のトロッカー挿入時も，カメラでトロッカー先端部を注視する。また，不十分な皮下組織の切開や過小な創でのトロッカーの無理な挿入は，余分な力が入り先端と背側の血管，臓器に接触しやすく，鋭的損傷を起こすので注意する。
　われわれは皮膚を必要かつ十分に切開し，剥離鉗子で腹膜前まで剥離した後，トロッカーを挿入している。
（2）視野確保時
　小腸や大腸が視野を妨げるときは，体位変換や腸管を術野から排除する。その際，鋭的な鉗子ではなく，無傷把持鉗子など適切な鉗子で腸管を十分に排除するか，根部付近の腸間膜を鉗子全体で圧排することを勧める。また癒着が原因で腸管を移動しにくい際には，癒着をあらかじめ剥離しておく。
　骨盤など狭い術野では，鉗子やカメラの操作が制限されるので，腸管を直接把持せずに

12. トラブルシューティング

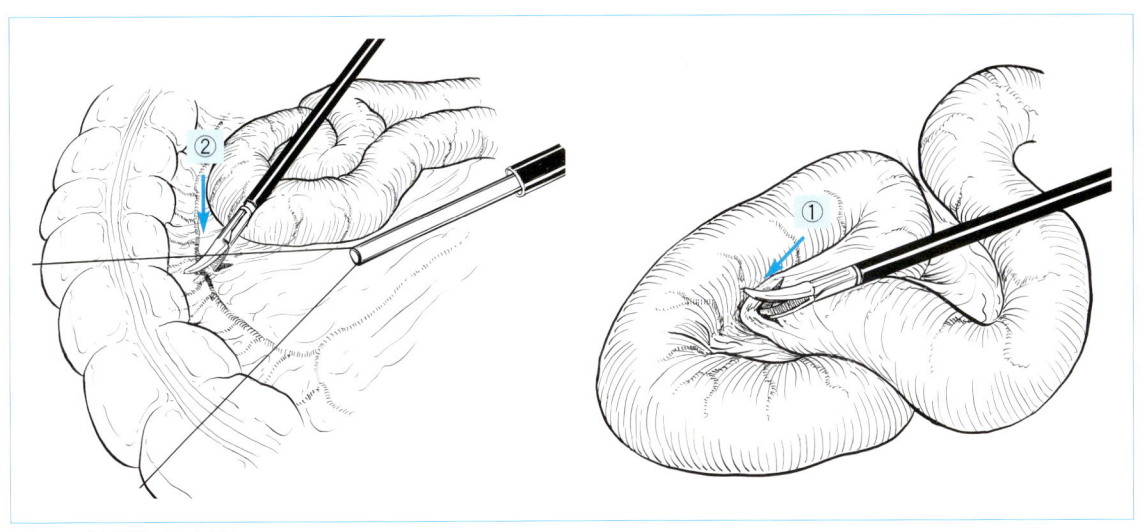

図89. 視野外での損傷
①の矢印は先端を開いた状態で鉗子を挿入し，腸管を損傷している。カメラ視野外のため接触に気がつかず危険な操作である。②の矢印は，先端部位のみに注意しているため，鉗子の通電部位が腸管と接触していることに気がつかず腸管が焼灼されている

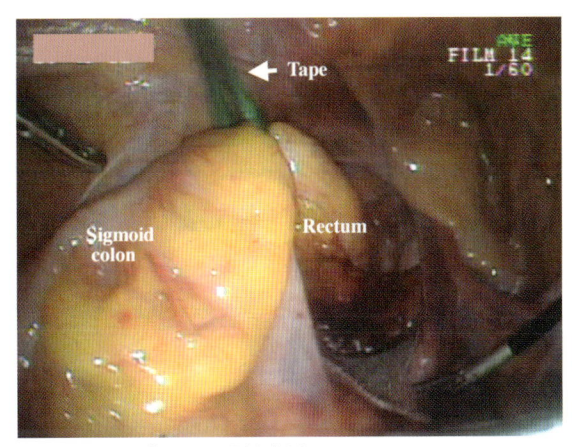

図90. テープによる腸管牽引
直腸をテープで縛り固定しテープを把持して牽引する。腸管を直接把持する機会が少なくなる

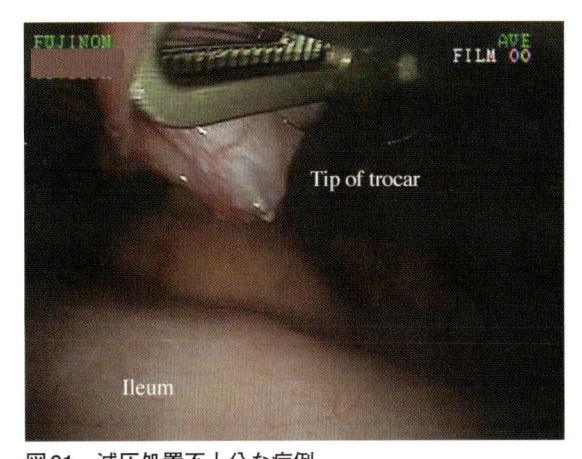

図91. 減圧処置不十分な症例
操作する空間が少なくなる。トロッカーの先端が腸管に接しないよう鉗子で押さえて挿入している。操作不可能で，開腹した

12. トラブルシューティング
（4）器械吻合トラブル

2003年の日本内視鏡外科学会アンケートによれば，小腸，大腸疾患に対する2003年12月31日までの内視鏡下手術件数は27,093例であった．偶発症，合併症は1,595例に認められ，縫合不全337例，吻合部狭窄117例であり，器械の不具合による偶発症，合併症は85例，自動縫合器よるものは50例であった[1]．

自動縫合器の関連するトラブルには自動縫合器自体のトラブル（不良品），自動縫合器の手術操作に関するトラブル，吻合に関連して術後に起こる縫合不全，吻合部出血，吻合部狭窄などがある．腹腔鏡下大腸切除術における器械吻合では，直腸切除や下部S状結腸切除でのdouble stapling technique（DST）が以前から一般的であったが，結腸切除術においても自動縫合器の保険請求が可能になったため，結腸切除術におけるfunctional end to end anastomosis（FEEA）が増加していると考えられる．これらの器械吻合において起こり得るトラブルの予防と対策について述べる．

A．DST

直腸を長軸に直角に切離できない：鏡視下手術用のリニアステイプラーに屈曲機構が取り入れられてから，下部直腸でも長軸に直角に切離しやすくはなっているが，症例によってはやはり困難な状況も起こり得る[2]．そのような状況では，残存する直腸の腹側（切りはじめ）が鋭角になり，鋭角のdog earは血流が悪く，縫合不全の原因になる可能性がある．対策としては，より下腹部にステイプラー用のトロッカーを入れ直すか，恥骨直上を小切開して，最近発売されたCurved cutter™を使用する，あるいは，腹側のdog earを残さないように吻合する（図95a〜c）．

肛門から挿入したステイプラーが切除した断端まで届かない：残存直腸が長いと起こり得る．ステイプラーが届くように直腸を追加切除するか端側吻合する．

センターロッドが縫合線から離れたところに刺通された：そのまま吻合すると，縫合不全を起こす可能性がある（図96a〜c）．縫合線に1針縫合してセンターロッドに緊縛する，あるいは直腸断端を追加切除してセンターロッドを刺通し直す．

直腸が切離線近くで裂けた：損傷した直腸を追加切除して吻合する．

ファイヤーしたが吻合部からステイプラーを抜けない：サーキュラーステイプラーのカッターの切れが悪く，リニアステイプラーの縫合線が打ち抜けない，あるいはサーキュラーステイプラーの力が足りなくてファイヤーされていないということが起こり得る．前者では，本体とアンビルを切り離し，ステイプラー本体を抜去した後，経肛門的に鋏で打ち抜けなかった縫合線を切離できるかもしれないが，かなり難しい作業である．TEMで切離できる可能性もあるが，TEMの一式を持っている病院は少ない．いずれもできないときは吻合をやり直すべきであろう．後者では，再度吻合をやり直すほかないであろう．

リークテストでリークが認められる：吻合部の縫合線の挫滅が強い（直腸壁の剥離が不十分で吻合部が厚すぎるとき，サーキュラーステイプラーのアンビルと本体のギャップが狭すぎるとき，吻合器のファイヤー時に力が入りすぎて器械の先端が大きくぶれたとき），

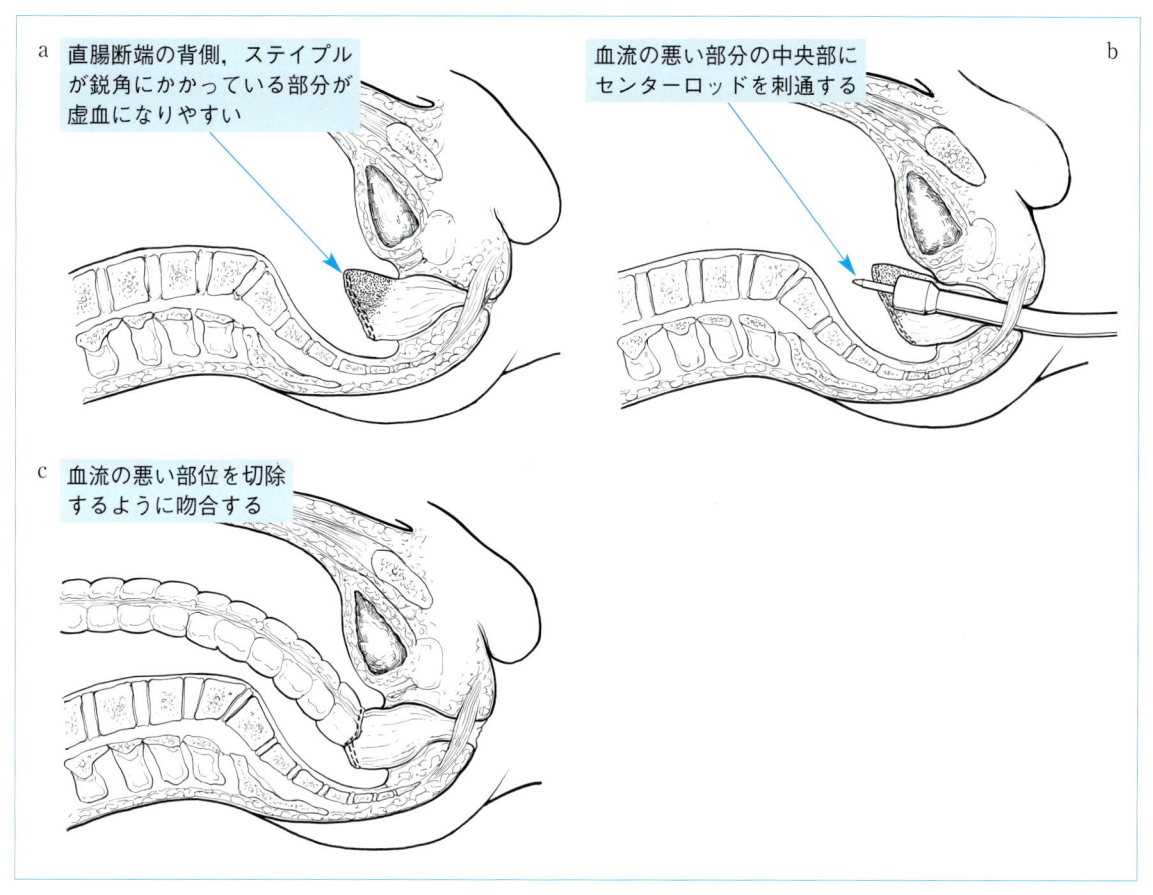

12. トラブルシューティング　81

a　直腸断端の背側，ステイプルが鋭角にかかっている部分が虚血になりやすい

b　血流の悪い部分の中央部にセンターロッドを刺通する

c　血流の悪い部位を切除するように吻合する

図95．DSTで直腸が斜めに切離された場合の対応

a　サーキュラーステイプラーの縫合線

b　dog earのステイプルで鋭角に縫合された部分の血流が不良

c　縫合線とセンターロッドを1針縫合結紮する

サーキュラーステイプラーの縫合線

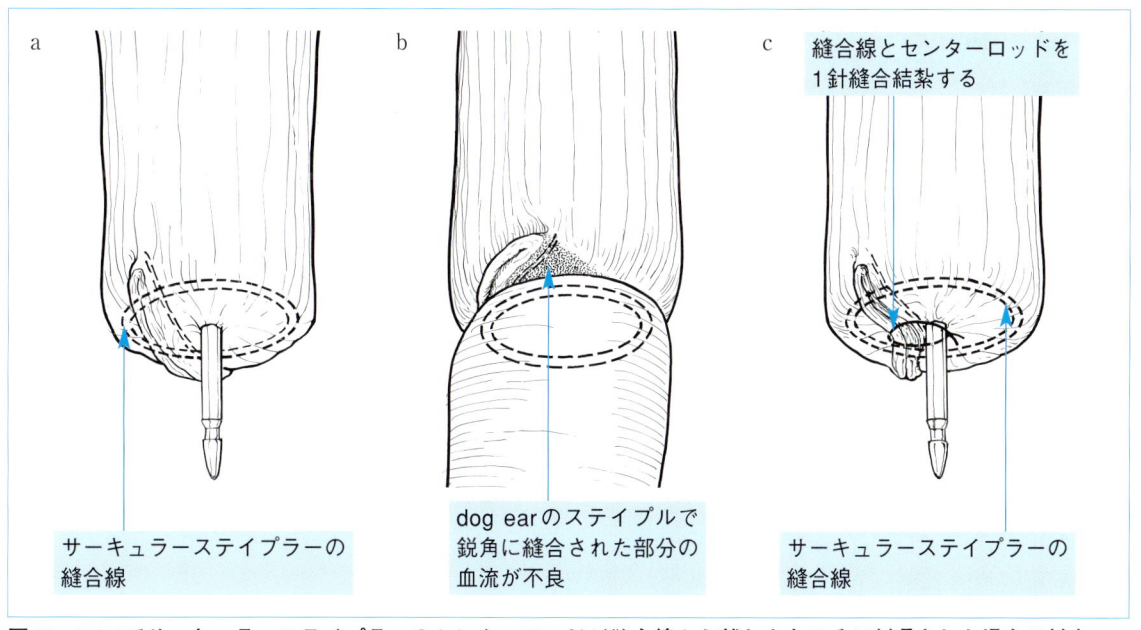

図96．DSTでサーキュラーステイプラーのセンターロッドが縫合線から離れたところに刺通された場合の対応

あるいはサーキュラーステイプラーのアンビルと本体のギャップが広すぎてステイプルの締まりが不十分なときなどに起こり得る。軽度のリークであれば補強の追加縫合を行えばよいと思われるが，吻合部の挫滅が強くてリークしているときは再吻合すべきである。下部直腸で再吻合が不可能なときは，補強後にdiverting ileostomyを造設する。吻合部の組織の厚さとアンビルと本体のギャップは，適正でなければ縫合不全や吻合部狭窄の原因となる。

吻合部から出血した：できるだけ保存的に止血する。生理食塩液での吻合部の洗浄，トロンビンなどの止血剤の散布をまず行う。内視鏡的な電気メスやクリップでの止血は最後の手段である[3]。

吻合部の狭窄：器械吻合では吻合部の創傷は二次治癒で癒合する。そのため，縫合線には肉芽を形成し，肉芽が過剰になると狭窄を起すことになる。DSTでは吻合部が肛門から近いことより，指で吻合部をブジーできることも多いが，内視鏡的にバルーンで拡張することも容易である。DSTで使用するサーキュラーステイプラーの口径をできるだけ大きいものを使用すれば，吻合部狭窄は少なくなると思われる。

B．FEEA

腸管の剥離範囲が足りず，腸間膜対側で吻合できない：腸管の授動を追加するか，手縫いで吻合する。

縫合線から出血した：内翻縫合の部分は必ず目で確認し，縫合線からの出血は縫合止血する。外翻縫合の縫合線からの出血は電気メスか縫合止血する。

縫合線のステイプルがB型に形成されず，縫合がうまくできていない：止血用クリップやその他の金属（マーキングクリップ，その他）を挟み込んだ場合に起こり得る。このような場合には再度吻合をやり直すか，手縫い吻合する。吻合部近くでは止血用クリップを使用しない注意が必要である。

吻合部狭窄：FEEAでは吻合口を大きくとれるので，あまり問題にならないと思われる。図97のように，吻合口が二等辺三角形になるようにすればよいともいわれている。

まとめ

(1) 器械吻合の際には，組織の厚さとステイプラーのギャップの広さ，ステイプルの長さにミスマッチがあると，縫合不全や吻合部出血，吻合部狭窄の原因になり得る。

(2) 直腸の切離はできるだけ長軸に直角に行い，使用するステイプルは2個以内が安全である。

(3) 縫合線上にクリップのような固い異物があるときれいに縫合されないので，吻合予定部の近くではクリップを使わない。

(4) 自動縫合器自体の不良によるトラブルも起こり得る。

(5) 自動縫合器使用中のトラブルにうまく対処できないときは，躊躇することなく補助下手術や通常の開腹手術に切り替えることが重要である[4]。

参考文献

1) 日本内視鏡外科学会：内視鏡外科手術に関するアンケート調査―第7回集計結果報告―. 日鏡外会誌 9：475-569, 2004.
2) 小嶋一幸, 他：直腸切除術における剥離および吻合操作. 日鏡外会誌 7：38-42, 2002.
3) 宗像康博：直腸切除術. 腹腔鏡下手術―これは困ったぞ, どうしよう, 加納宣康編, 中外医学社, 東京, 2004, pp59-61.
4) 大橋秀一：腹腔鏡下大腸切除術における術中合併症と対策. 消化器内視鏡のコツと落し穴―腹腔鏡下手術, 鈴木博昭編, 中山書店, 東京, 1997, p120.

12. トラブルシューティング　83

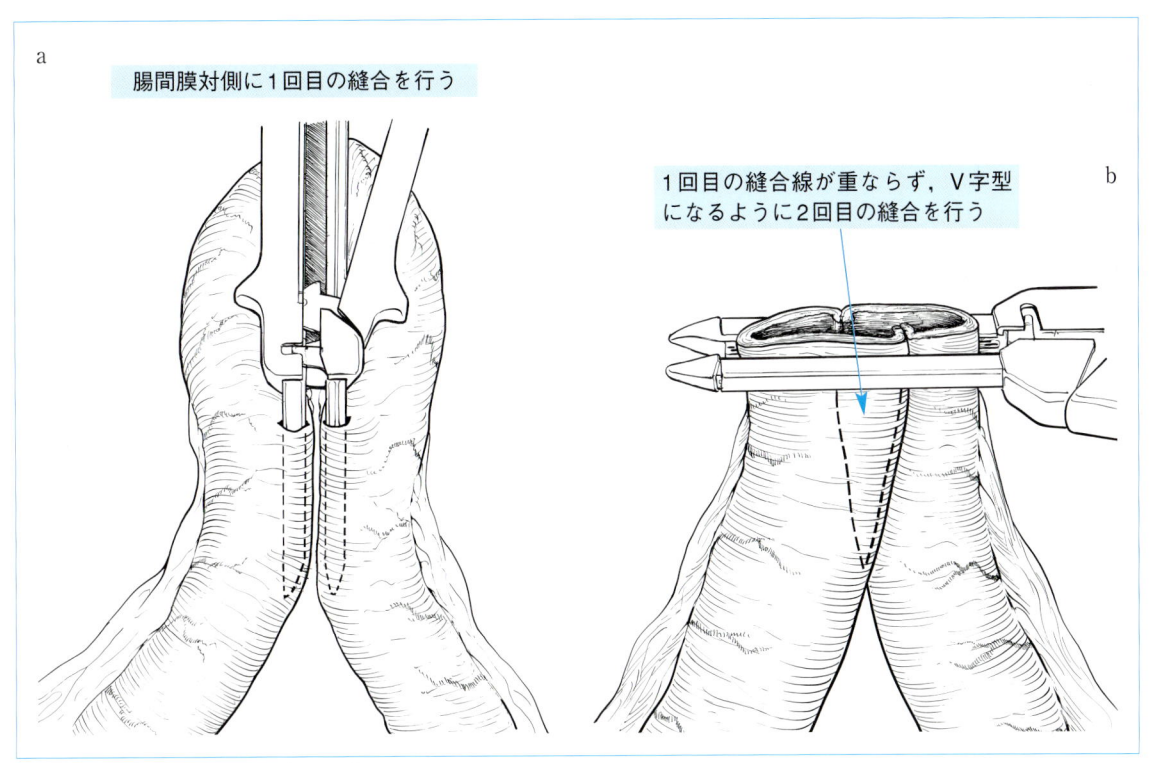

a　腸間膜対側に1回目の縫合を行う

b　1回目の縫合線が重ならず、V字型になるように2回目の縫合を行う

図97. FEEAにおける吻合法の工夫

12. トラブルシューティング
（5）肥満症例への対策

平成13年（2001年）の厚生労働省国民栄養調査によると，日本人の女性の肥満は横ばいであるが，男性では増え続けている（図98）。現在，男性の1,300万人，女性の1,000万人が肥満とされる。外科医にとって，肥満患者への手術は避けて通れない問題であり，今後も減少することはない。本項では，肥満症例における技術的な問題点と対策について述べる。

A．肥満症例に適応すべきか

過去には腹腔鏡下大腸切除術の肥満症例への適応に慎重な意見が多かったが，本手技の普及につれ肥満症例でも問題ないとする報告が増えつつある。肥満症例における腹腔鏡下手術のメリットとして，肥満例では術前から合併症が多いので侵襲の低いほうがよい，肥満例では創感染が発生しやすく重篤化しやすいので創が小さいほうがよい，などがあげられている。なかには手術時間も肥満のない症例と変わらないとするものもある。また，欧米で普及しつつある肥満治療の手術は高度肥満例を対象とするが，開腹手術と比べ腹腔鏡下手術は合併症が少なくメリットは明らかとされる。

以上から，肥満症例にも腹腔鏡下手術を適応していくべきと結論される。ただし，肯定的な論文のほとんどは，手慣れた術者による成績であることに注意を要する。また，肥満例は様々な術前合併症を有している。自己の技量と手術のリスクを慎重に考慮し，適応を決めるべきである。以下，技術的な問題点に絞って解説する。

B．肥満症例の手技上の問題点（表10）

1）視野が近い

腹壁が分厚く伸展性が悪いため，気腹をしても腹腔が広がりにくい。腹膜下，腸間膜や後腹膜などへの脂肪沈着により，腹腔内の自由スペースが狭い。

2）小腸を視野外に排除することが難しい（図99）

小腸間膜が分厚く短いため，体位を傾けても小腸が移動しにくい。大網が分厚く動きにくいことも小腸の移動を妨げる。

3）臓器が重い，結腸間膜が破れやすい（図100）

脂肪沈着の著明な臓器は重く，腸間膜が破れやすく出血しやすい。

4）解剖の把握が難しい

血管や神経が脂肪に埋もれてわかりにくい。脂肪を剥離する際の小出血がさらに解剖の把握を困難とする。

C．肥満症例での注意点

1）技量に合わせた適応

肥満症例でも腹腔鏡下大腸切除術の合併症や手術時間は変わらないとの論文は多数ある。しかし，これらは経験豊かな外科医の成績であり，慣れない間は手術時間がかかるだけでなくトラブルが生じやすい。習熟に合わせて適応を広げていくべきである。

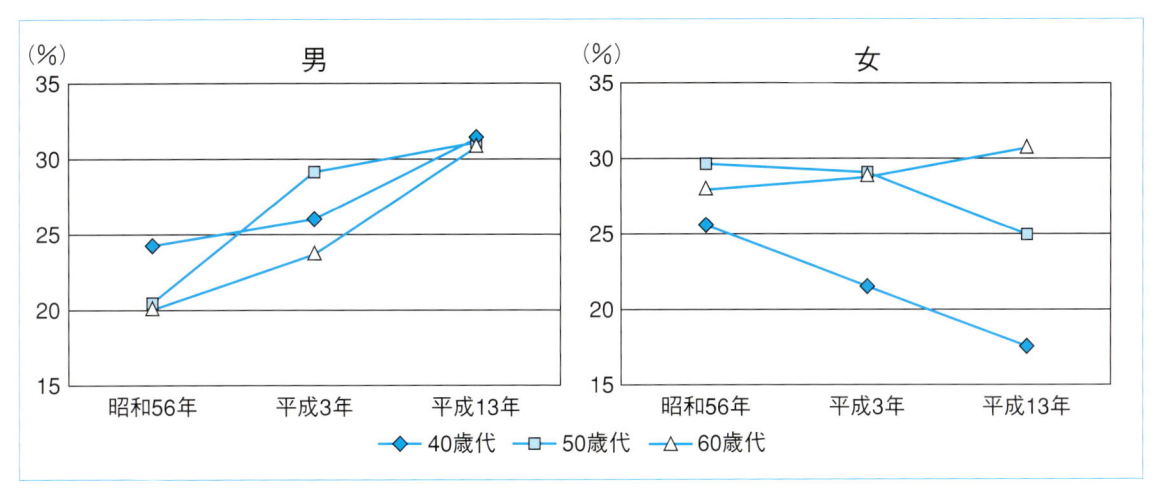

12. トラブルシューティング　　85

図98. 日本人の肥満者（BMI＞25）の割合
（平成13年厚生労働省国民栄養調査より）

表10. 肥満例の特徴

- 視野が近い　　　　　　臓器が分厚い
　　　　　　　　　　　　腹壁が厚く伸びない
- 小腸の排除が難しい　　小腸間膜が分厚い
　　　　　　　　　　　　小腸間膜が短い
　　　　　　　　　　　　大網がじゃまする
- 結腸間膜外膜が薄く破れやすく，脂肪がもろい
- 血管など解剖の把握が難しい
- 臓器が重い

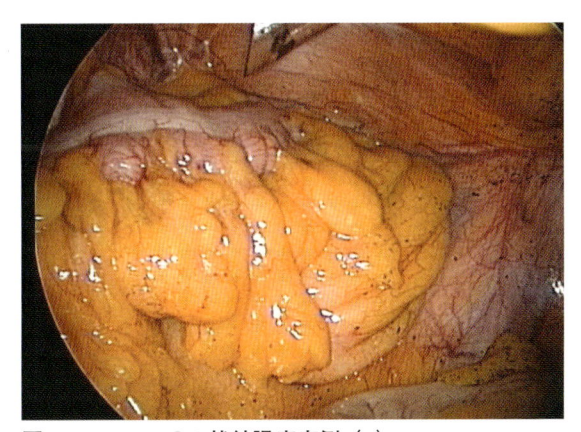

図99. BMI 30のS状結腸癌症例（1）
脂肪垂が著明に発達しており，腸間膜の脂肪沈着も著しい。扱う腸管が大きく重いと操作が難しくなる。また小開腹の大きさも引き出す腸管の大きさに合わせて大きくする必要がある

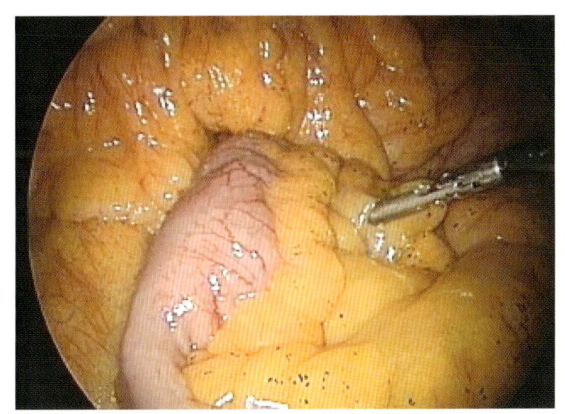

図100. BMI 30のS状結腸癌症例（2）
小腸間膜は盛り上がるように脂肪が沈着している。こういった例では小腸の排除が難しいことが多い

2）内臓脂肪型肥満と皮下脂肪型肥満（図101）

　手術操作を妨げるのは腹腔内の脂肪沈着である。肥満度が高くないようにみえる症例でも内臓脂肪が多いことがある。術前に腹部CTにより脂肪の影響を推量できる。

3）良好な視野

　腹腔鏡下大腸切除術では，小腸を視野外に排除するために側臥位や頭低位など傾斜の強い体位をとることが必要となる。皮下脂肪が多いと患者の身体がずれやすい。体重が重いと支えるのに大きな力が必要となる。術中に患者の身体がずれたり特定の部位に過剰な圧が集中したりしない固定が必要となる。通常8〜10mmHgで気腹していることが多いと思われるが，腹壁の持ち上がりが悪いときには，15mmHg程度に気腹圧を上げると腹腔内のスペースを広げることができる。ただし，静脈血栓症や循環系への影響を慎重に見積もる必要がある。その他，胃の減圧や大腸の前処置など普段の処置を確実に行う。

D．十分なポート

　通常用いるポート数では，視野展開や操作に不便を感じる場合，ためらわずにポートを追加する。

E．余裕をもった手術時間

　肥満症例では，通常の手術より丁寧に操作を進めていく必要がある。手術時間は余裕をもって計画する。

F．丁寧な止血，汚染のない視野

　脂肪はもろく出血しやすく，出血が解剖の把握を妨げる。多くの場合，細い血管からの出血であるので出血点さえ確認できれば止血は容易である。放置せず細かく止血しながら操作を進める。出血点の確認が難しいときには，ガーゼ圧迫で対応できることも多い。剥離中に浮いてくる脂肪も丹念に除去し，常に乾いた視野を維持する。

G．脂肪の影響を受けにくい解剖の指標

1）右側結腸症例での指標
・回盲部，上行結腸，横行結腸の走行
・十二指腸，Treitz靱帯
・右総腸骨動脈

2）S状結腸症例の内側アプローチでの腹膜切開位置の指標
・直腸傍溝，右総腸骨動脈，十二指腸，大動脈

H．遠景に戻る

　オリエンテーションを失いやすいので，繰り返し遠景に戻り全体像を把握する。

I．よい道具，強力な道具

　肥満症例では臓器が重いうえに腸間膜が破れやすい。組織損傷が少ない鉗子を使うべきであるが，一方であまり鈍なものでは滑りやすく使いにくい。状況に応じて細かく道具を使い分けることが必要である。また，通常の症例では1本の鉗子で支えるところをポートを追加して2本で支える，組織を把持するのではなくリトラクターや鉗子の腹で持ち上げるなどの工夫も必要である。脂肪に切り込んでいく際に少しでも出血を少なくするために，超音波切開凝固装置やLigeSure™など強力な止血器具を積極的に使用する。

J．腹腔鏡下の腸間膜処理（図102）

　肥満症例では腸間膜が分厚く短いことが多いうえに，腹壁が分厚く，開腹創から腸管を十分に引き出すのが難しい。できるだけ腸間膜の処理を腹腔鏡下に行うことで，より容易に引き出すことができるようになる。また，腸間膜の剝離範囲を十分に行う。

K．小開腹は大きめに

　腹壁が分厚いことと腹腔外に引き出す臓器の容積が大きいことを考慮し，小開腹は大きめにする。小さな傷から無理に引き出そうとすると，脂肪沈着が多い腸間膜は容易に裂ける。出血したり，時に切除すべき標本を損壊して手術の根治性を損なうことになりかねない。

L．トロッカー刺入創の閉鎖

　腹壁が厚いと，万一トロッカー刺入創から出血した場合の止血が困難である。鈍的トロッカーで出血を予防，エンドクローズなどの器具を備えておくと安心である。

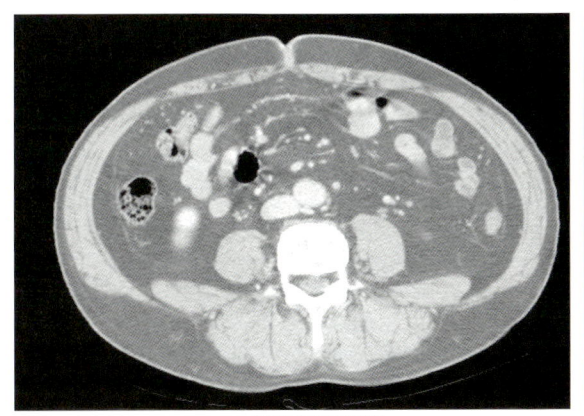

a：内臓脂肪型肥満　　　　　　　　　　b：皮下脂肪型肥満

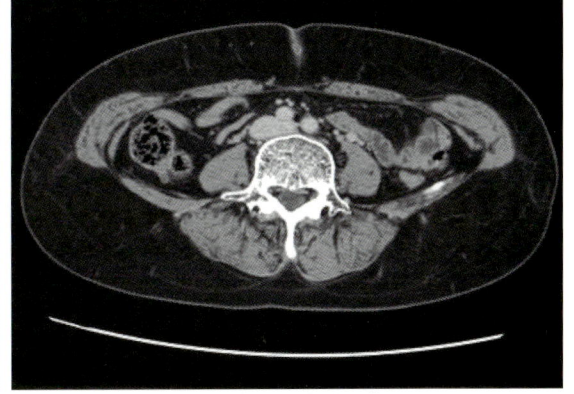

図101．肥満例の脂肪蓄積パターン
同じBMIでも内臓脂肪型肥満の場合には，腹腔内脂肪が多く手術の困難が予測される

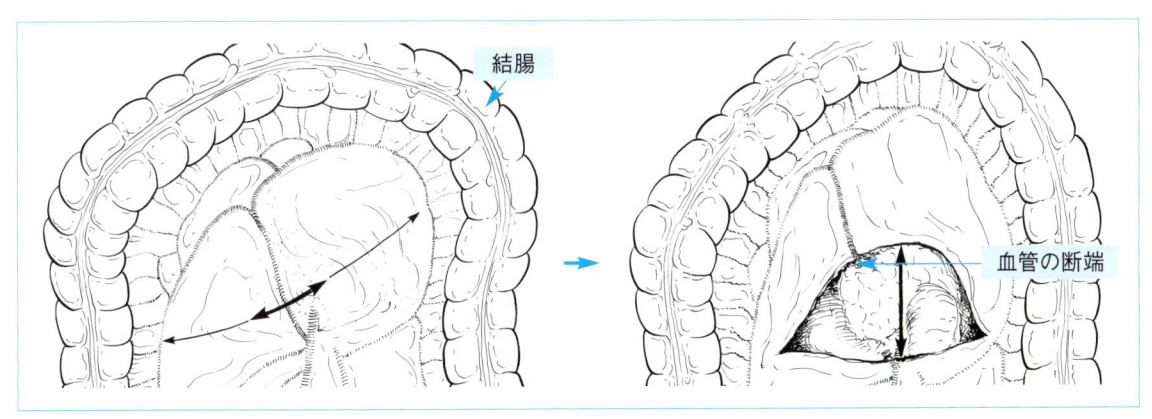

図102．腸間膜処理の重要性
腸間膜を後腹膜から剝離しただけの場合と比べ，支配血管を根部で切離すれば腸管全体が十分に持ち上がる

12. トラブルシューティング
（6）癒着症例

腹腔鏡下手術は，腹腔内という制限された空間で行う。その空間を作るのを困難にする大きな原因は，腹腔内の癒着である。自験例に基づき，癒着の対処法について述べる。

A. 対象

筆者自身が執刀した腹腔鏡下大腸切除術358例中，腹部手術既往例の内訳を**表11**に示す。

112例（31％）に125回の腹部手術が行われていた。多いのは虫垂切除の56例，婦人科疾患に対する手術44例であった。さらに胃良性疾患に対する胃切除術と開腹胆嚢摘出術が7例と続く。95％の症例で癒着を剥離し，手術を遂行できた。ちなみに腹腔鏡下手術後は腹腔内癒着が少ないのが実感できる。

表11. 腹部手術既往症例の内訳

腹部手術既往症例	症例数
虫垂切除術	56
婦人科良性疾患	
子宮摘出	31
卵巣摘出	2
卵管結紮術	9
婦人科悪性疾患	
卵巣癌	1
子宮癌	1
胃良性疾患	7
胃悪性疾患	2
開腹胆嚢摘出術	7
腹腔鏡下胆嚢摘出術	2
腹腔鏡下大腸切除術	3
腹腔鏡下子宮摘出術	2
腸閉塞	2
泌尿器科手術	4
	重複を含む

癒着が原因で開腹手術に移行したのは6例であった。5例はS状結腸切除を予定した症例で，うち4例は肥満者であった。胆嚢摘出術2例，子宮摘出術2例の既往があった。癒着に加え，肥満のため小腸が視野から排除できず，開腹手術に移行した。このような症例では後腹膜アプローチが有効かもしれない。

肥満がなかった2例では卵巣癌術後が1例，子宮癌術後が1例であった。この2例は後腹膜の広範なリンパ切郭清が行われていた。卵巣癌術後症例では回盲部切除術を予定したが，右骨盤壁に小腸がべったりと癒着しており，損傷してしまった。子宮癌術後症例では，進行S状結腸癌に対し手術したが，周囲のリンパ節郭清をされた左総腸骨動脈に腫瘍が癒着していた。開腹して，動脈の外膜を削るようにして，切除した。

この2例では本人，家族から前回手術時の正確な情報が得られなかったため，腹腔鏡下手術を予定してしまったが，絶対的な禁忌である。

B. トロッカーの挿入

安全にトロッカーを挿入することが第一歩である。腹腔内の癒着を超音波検査で評価し，マッピングするという報告があり，有用とされている。

われわれは上腹部手術既往症例では下腹部に，下腹部手術既往例では上腹部に，病変の対側の側腹部にopen laparoscopy法で第1トロッカーを挿入している（**図103**）。超音波検査をしていないが，今のところ大きな問題はない。

12. トラブルシューティング

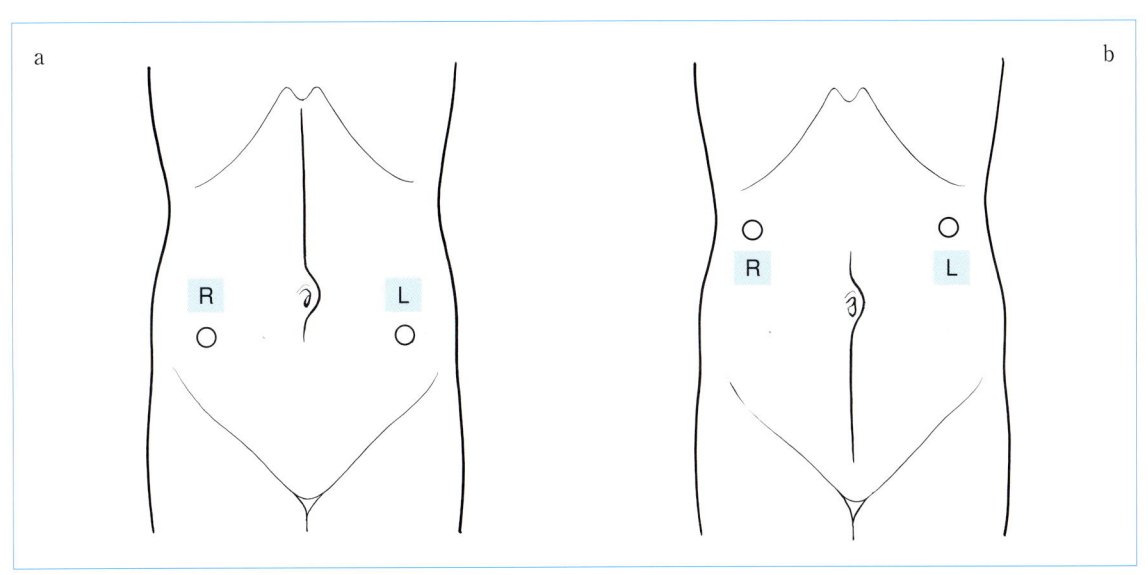

図103. トロッカーの挿入
a：上腹部手術既往例では，下腹部に第1トロッカーをopen laparoscopy法で挿入する．左側結腸切除ではRの部位に，右側結腸切除ではLの部位に留置する
b：下腹部手術既往例では上腹部に第1トロッカーを挿入する．同様に左側結腸切除ではRの部位に，右側結腸切除ではLの部位に留置する

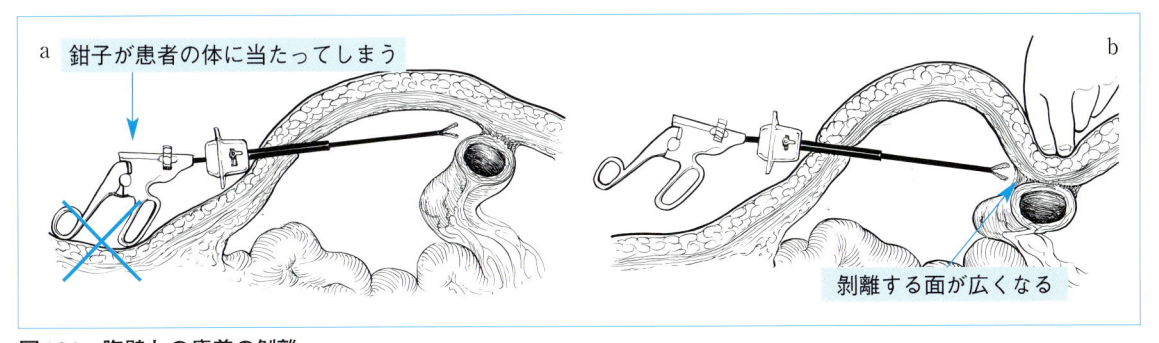

図104. 腹壁との癒着の剥離
a：腹壁を膨らませたままであれば，鉗子が上向きになり，患者の体に当たってしまい，操作できなくなる
b：癒着部位を外から押し下げることにより，鉗子が上を向かなくなり，操作が容易になる．さらに癒着臓器と腹壁の癒着している面が広く展開される

C．剥離の実際

　一番重要なのは，深追いしない，無理をしないことである．前述した卵巣癌術後で小腸を損傷した症例では，術後に腸閉塞で再手術し，さらに創感染が起こり，腹壁瘢痕ヘルニアとなってしまった．低侵襲であるべき術式の適応を誤ったばかりに，逆に患者に大きな負担をかけてしまったのである．

　ただ，なるべく腹腔鏡下で剥離しておいたほうが，開腹に移行してからの操作が楽である．とくに腹壁との癒着を剥離しておけば，開腹時の臓器損傷の心配がなくなる．その見極めを自問自答しながら，手術をしている．

　腹腔内の癒着を3つに分けた．実際はこれらが組み合わさっていることが多い．

1）腹壁との癒着

　腸管や大網が腹壁と癒着しているものである．ワーキングスペースを作成するために，まず剥離しなければならない癒着である．胃切除術や開腹胆嚢摘出術の上腹部の術後では，大網だけでなく小腸が癒着していることが多い．一方，虫垂切除術，子宮摘出術などの下腹部の術後では，大網のみが癒着していることがほとんどである．

　正中部の剥離を行うときに腹壁を膨らませたままだと，鉗子が上方向に向かい，鉗子の手元が患者の大腿部，前胸部などに当たって操作ができなくなる．図104のように癒着部位を体外から押すことにより，鉗子の向きが水平から下方向となり，操作が楽になる．さらに腹壁と癒着臓器の角度が広がり，剥離する面が明瞭に展開できるようになる．

　腸管を剥離するときは，損傷しないことがもっとも重要である．筆者は熱損傷が怖いので通電を行わず，鋏で鋭的に行っている．腸管と腹壁の境界が明瞭でないときは，あえて壁側腹膜に切り込むようにしている．万が一腸管を損傷した場合は，針糸で仮に縫合しておき，小開腹をしたときに腹壁外に取り出し，直視下で修復している．大網の剥離は出血しないように超音波切開凝固装置で行っている．

2）腸管の癒着

　視野を展開するために腸管を移動させるのを妨げるような腸管と腸管，腸管と腸間膜の癒着である．

　S状結腸が非常に長い例ではS状結腸間膜同士，S状結腸と大動脈の前面の腹膜，さらにS状結腸と横行結腸の癒着などに遭遇することが多い．このときには十二指腸，下腸間膜動脈根部の確認やS状結腸の展開ができない（図105a）．また，横行結腸間膜と小腸間膜が癒着し，回結腸動静脈の根部や十二指腸が確認できない症例もある（図105b）．

　したがって郭清すべき血管の根部，切除すべき腸管が展開できるように根気よく剥離するしかない．不十分な視野展開ではオリエンテーションがつかず，副損傷をきたしやすいので，よい視野を得るためにトロッカーを追加するのを惜しんではならない．

　剥離の実際は開腹手術と変わりはない．剥離しやすいところから始め，剥離創がわからないときは，あえて切除側の腸管の漿膜ぎりぎりや，腸間膜に切り込むこともある．

3）結腸と周囲の癒着

　もっとも多いのは子宮摘出や卵巣摘出後の骨盤側壁とS状結腸の癒着（図106a）で，時に非常に硬いことがある．胆嚢摘出後，胃切除後の横行結腸と肝門部の癒着（図106b）もこれに含めた．

　切除すべき結腸が癒着している場合がほとんどなので，剥離層がわからないときには，その結腸の漿膜を少し損傷してもいいような気持ちで剥離をしているが，その外側には尿管や総胆管，十二指腸といった重要臓器があることを念頭に入れ，慎重のうえにも慎重に行う．他部位の操作を終えてしまい，その癒

着部位の上で小開腹をすれば，直視下に剝離を行うことも可能である。

婦人科癌で後腹膜の広範なリンパ節郭清をした症例以外は，慎重に根気よく剝離を行えば，腹腔鏡下手術を遂行することは可能である。しかし，いったん臓器を損傷すれば，患者により大きな侵襲を加えてしまうことを常に念頭に入れ，手術に取り組むべきである。

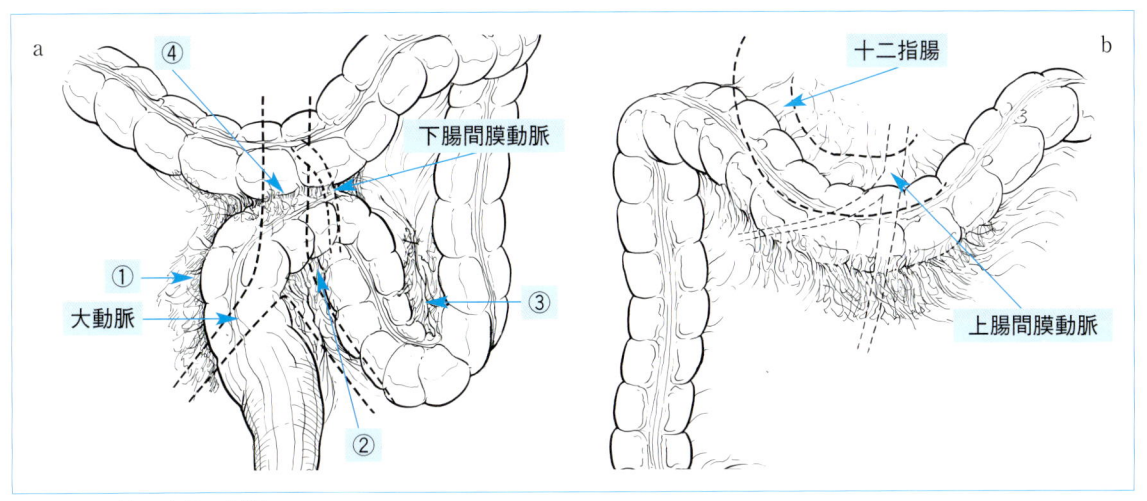

図105．腸管の癒着の剝離
a：S状結腸が長い症例ではS状結腸の癒着が強いことがある。①S状結腸と大動脈前面の腹膜との癒着，②，③：S状結腸間膜同士の癒着，④S状結腸と横行結腸の癒着
b：横行結腸間膜と小腸間膜が癒着し，回結腸動静脈の根部や十二指腸が確認できないことがある

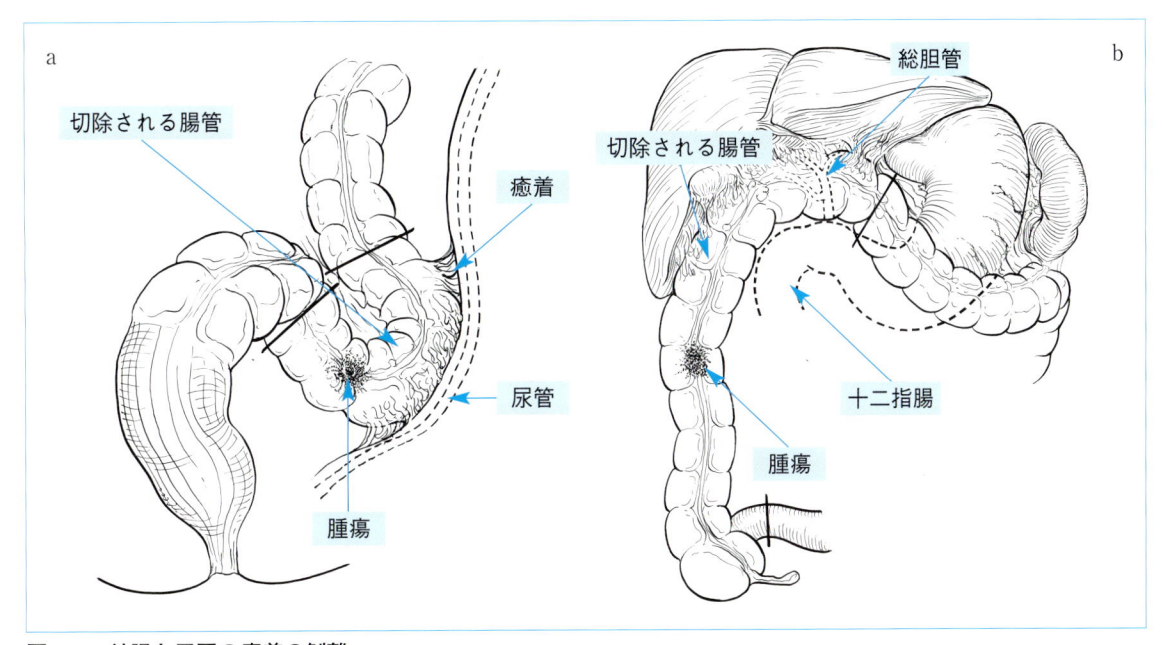

図106．結腸と周囲の癒着の剝離
a：婦人科の手術後の癒着が一般的である。腫瘍切除のため，剝離した腸管は切除されることが多い
b：胆嚢摘出術後，胃切除術後は横行結腸が肝門部に癒着することが多い

13. 開腹移行の判断

　癌を扱う腹腔鏡下大腸癌手術（LAC）において開腹移行の判断は，術後合併症のみならず予後をも左右しかねない重要な因子になる。LACはあくまでも根治性・安全性が第一であり，低侵襲性は第二の目標であることを決して忘れてはならない。この項での開腹移行の定義は，腹腔鏡下での手術が継続不可能と判断した場合であり，いわゆる腹腔鏡下手術を補助した小開腹やハンドアシストは含まないものとした。現在のところ，LACの開腹移行に関した明確な基準はない。開腹移行症例を解析した欧米の文献[1)2)]は散見されるが，解剖学的および社会的背景の相違から，決してわれわれの参考になるものではない。よって開腹移行の判断は，各施設での適応や，各術者の技術や経験に基づいて決定されるべきである。

　開腹移行率は文献によりさまざまであり，Kwokら[3)]は症例を厳選することで開腹移行率を減少できたと報告している。われわれも，病変部位・大きさ，患者の全身状態，手術既往歴などでLACの適応を決定している。その結果，開腹移行率は13/290例（4.5％）であり，欧米の文献[1)2)]に比較して低い。

　しかしLACの適応を広くすれば，開腹移行率は高くなるものと考えられる。岩手医科大学外科の開腹移行症例の詳細を表12に示した。腫瘍の進展が最多で，次いで癒着であった。さらに結腸癌に比較して，直腸癌の開腹移行率が明らかに高かった（10/13例）。また合併症発生率は2/13例（15％）で，完遂例と比較して有意差はないが，いずれも手術時間が315分，295分と長く，開腹移行までの時間はそれぞれ205分，125分と合併症のない開腹移行症例より有意に長かった。

　以上より，開腹移行のタイミングが術後合併症に与える影響は大きい。このうちの縫合不全症例は狭骨盤症例で，開腹移行後も開腹創の大きさにこだわった結果，視野不良の状態で吻合を行った症例であった。したがって，いったん開腹と判断した場合は，開腹創の位置・大きさにこだわらず，躊躇せず通常の開腹手術に切り替えることをお勧めする。

　開腹移行を判断する大きな因子として「患者側の問題」と「術者側の問題」に大別できる。「患者側の問題」は，①高度な癒着，②肥満，③術前診断以上の腫瘍進展，④気腹による全身状態悪化，「術者側の問題」としては，⑤視野確保困難，⑥出血，⑦臓器損傷，⑧直腸切離困難，が考えられる。それぞれの開腹移行のタイミングの目安を表13に示した。「患者側の問題」に対しては，可能な限り早期に開腹移行の判断をすべきである。「術者側の問題」に対しては，技術的な問題が大きく関与しており，現在の自分の能力を常に念頭におき判断すべきである。

　LACの基本は根治性・安全性である。その2つに不安が残る手術になってはならない。もし，術中にその不安材料を腹腔鏡下で解決できない場合は，躊躇せずに開腹手術に移行すべきである。

参考文献
1) Veldkamp R, et al：Laparoscopic surgery versus open surgery for colon cancer：Short-term outcomes of a randomised trial. Lancet Oncol　6：477-484, 2005.
2) Tekkis PP, et al：Conversion rates in laparoscopic colorectal surgery：A predictive model with 1253 patients. Surg Endosc　19：47-54, 2005.
3) Kwok SP, et al：Prospective evaluation of laparoscopic assisted large bowel excision for cancer. Ann Surg　223：170-176, 1996.

表12. 開腹移行例（LAC 290例中13例）

	開腹移行例（13例）	完遂例（277例）
病変部位	T：1例, S：2例, RS：3例, Ra：5例, Rb：2例	
移行理由	腫瘍の進展：5例，癒着：3例，直腸切離困難：2例，視野確保困難：2例，出血：1例	
手術時間	222分（140～350分）	191分
開腹移行までの時間	68分（15～205分）	
出血量	185m*l*	36m*l*
合併症	2例（15%）（創感染1例，縫合不全1例）	10%
在院日数	19日	13日

表13. 開腹移行のタイミング

患者側の問題	①高度な癒着 　●癒着剥離だけで1時間以上有する場合 　●腫瘍の位置が同定できない場合 　●間膜の展開が不可能な場合 　●腸管損傷，とくに腫瘍腸管を損傷する危険性があると判断された場合 ②肥満 　●血管の走行が同定できない場合 　＊腹腔鏡下に腸管の授動が可能な場合は，授動後小開腹創から郭清・切除・吻合 　●小腸の排除が困難で間膜の展開が不可能な場合 ③腫瘍の術前診断以上の進展 　●施設間で適応に格差があるため一概にいえないが，各施設での適応を明らかにし，術前のStage以上の進展があった場合は開腹移行を考慮すべきである ④体位変換・気腹による全身状態の悪化 　●麻酔科医の判断に対し真摯に従う
術者側の問題	⑤視野確保困難 　●麻酔時の腸管へのガスの貯留や術前preparation不良により，腸管の拡張が高度で間膜の展開が不可能な場合 ⑥出血（出血部位を把持できない状態） 　●5分間のガーゼ圧迫止血でも出血の勢いが改善しない場合 　＊複雑損傷の可能性があるため 　●ガーゼ圧迫してもその周囲から出血する場合 　●出血点が同定できない場合 ⑦臓器損傷 　●術者の技術面を考慮し腹腔鏡的に修復不可能と判断した場合 　●腫瘍腸管を損傷した場合 　＊ポート再発の危険性があるため，躊躇せず開腹へ移行すべきである ⑧直腸切離困難 　●狭骨盤や骨盤内を占居する腫瘍により視野不良で直腸切離困難な場合 　＊開腹移行になっても非常に難渋するため，その判断は難しい。しかしいったん開腹と判断した場合は，創の位置・大きさにこだわらず，通常の開腹手術にすべきと考える

III

術後管理

術後管理

現在，腹腔鏡下大腸切除術（LAC）は多施設で行われ，低侵襲性と早期回復の特徴を生かしたクリニカルパス（CP）が積極的に取り入れられている。本項では，LACの術後管理に関係する合併症を示すとともに，標準的なCPをもとにその術後管理を紹介する。

A．術後合併症

日本内視鏡外科学会によるアンケート調査[1]で，小腸，大腸疾患に対する内視鏡下手術の項目『偶発症，合併症』を参考にした（**表14**）。偶発症，合併症の発生率は27,093症例中5.9％に認め，開腹手術への移行または術後開腹手術により処置を要した症例は2.4％であった。細かくみると，①術直後に発症する偶発症・合併症としては，出血，腸管損傷，他臓器損傷などであり，②術後数日目以降の偶発症・合併症としては，呼吸器合併症，腹腔内膿瘍，縫合不全，吻合部狭窄，腸閉塞などであった。内視鏡下手術の制限された視野に起因する腸管損傷や他臓器損傷は，開腹手術では相対的に起こりにくいものである。

術後管理上，これらの偶発症・合併症を念頭におき術後管理を行う。前述①の偶発症・合併症は，バイタルサインの変化や腹膜炎などの徴候に気をつけ管理を行う。②については，内容ごとに身体所見，画像所見，血液生化学所見に分け確認し的確に診断する。その他，創感染は処置に長期間を要する症例があるので，術中の腸管内腔の操作や開腹創のドレーピングに注意する。偶発症・合併症は，低侵襲手術の印象で手術を受ける患者にとって大きな侵襲と問題を起こすので，十分なインフォームド・コンセント（IC）が必要となる。

吻合不全は，前方切除術では発生頻度は高く，その発生率は0〜12.5％と報告者[2)3)]により違いがあるが，10％前後発生する可能性を念頭におき術後管理を行う必要がある。

B．クリニカルパス（CP）

われわれが術前・術後管理に使用しているCP（**表15**）を利用し説明する。

術前処置：大腸手術は術野感染を起こしやすく，ニフレック®よる機械的前処置やカナマイシンとフラジール®による抗菌薬投与前処置を用いた術前腸管処置を行う。

抗生物質投与：経静脈的な抗生物質投与は，執刀直前と手術時間が5〜6時間を

超えるときは，術中投与を追加する。

消毒：術後創傷管理は，ハイドロコロイドドレッシングと半閉鎖式ドレーン管理法により手術部位感染（SSI）に効果がある。対費用効果も優れ，その使用が広まりつつある。

活動：運動制限となり鼻咽腔の不快な要素となる経鼻胃管は，胃液量が多くなければ術翌日までに抜去する。全身状態や年齢的要素が問題なければ，術後第1日目より坐位から端坐位の姿勢とし，可能なら付き添い歩行を開始し早期離床を図る。第2日目以降は付き添い歩行から単独での病棟内活動へと制限を解除する。院内安全管理上，早期離床のメリットと転倒などの問題をよく理解し，CPを基本に個々の患者に合った活動を計画する。

疼痛管理：硬膜外麻酔を併用する全身麻酔では，術後は手術時の硬膜外麻酔カテーテルを活用し，PCA（patient controlled anesthesia）による疼痛管理を行う。PCA中止の目安は，膀胱留置カテーテル抜去の予定日に大きくかかわる。PCAに使う硬膜外麻酔は排尿障害を起こすので，創痛があればPCAによる排尿障害の有無や程度を確認し，可能ならPCAを続行する。基本的にはバルーン抜去を優先し，PCAの抜去時期を決定する。疼痛管理に硬膜外麻酔を使用しなければ，経口鎮痛薬や鎮痛坐薬などを定時処方薬として使用し，患者の疼痛に対する不安を積極的に解除する。

退院日：入院期間は，結腸切除術と排便コントロールが必要な直腸前方切除術では異なる。通常，結腸切除術では6～7日目，前方切除術では7～8日目頃の退院を目安とする。

経口摂取：本術式の術後在院日数は一般的に短縮している[2)3)]。これに合わせた経

表14. 小腸，大腸疾患に対する内視鏡下手術の偶発症，合併症[1)]

	～2001年	2002年	2003年	計
出血（開腹止血を要した例）	67	17	23	107
腸管損傷	46	12	18	76
他臓器損傷	21	6	10	37
縫合不全	181	74	82	337
腹腔内膿瘍，縫合不全以外の腹膜炎	38	10	9	57
吻合部狭窄	83	11	23	117
腸閉塞	232	84	82	398
呼吸器合併症	28	12	9	49
その他	250	77	90	417
計	946	303	346	1,595
開腹移行ないし術後開腹による処置を要した症例	393	126	135	654

表15. クリニカルパス

	□は症例に応じて対応する項目		
	入院　月　日〜手術前々日	手術前日　月　日	手術当日　月　日
治療処置	パッチテスト 内服薬確認	パッチテスト判定 腹部必要に応じ除毛　臍処置 □カナマイ・フラジール内服 □ニフレック2L □21時　下剤内服 □21時　眠剤内服 血栓予防ストッキング採寸	6時　GE120m*l* 静脈血栓予防ストッキング装着 NG tube挿入 プレメディ・麻酔科指示 手術開始時抗菌薬投与
検査	術前検査確認	麻酔科術前診察 PCAの取り扱い説明	
バイタルサイン	バイタルサイン（1検　10時）	バイタルサイン（1検　10時）	バイタルサイン プレメディ前 プレメディ後 GE120m*l*後の反応便
観察項目	身長・体重・骨格・筋肉・皮下脂肪 NST・転倒転落アセスメント 褥瘡アセスメント 便状態　腹部症状		義歯確認 プレメディの効果・副作用
食事	□食事可 　一般食/治療食 □絶食・水分可	□朝・昼食大腸検査食 □夕食より絶食・水分可	絶飲食
点滴	□絶食・末梢点滴またはIVH	□末梢点滴　1000m*l* □IVHの場合は指示あり	□術前末梢点滴 □6時より術前IVHに変更 抗菌薬1回分手術室持参
活動	□自由	□自由	プレメディ後からベッド上安静
清潔	□シャワーまたは入浴	□シャワーまたは入浴	
説明	入院時オリエンテーション 入院診療計画書 アナムネ聴取 術前オリエンテーション（　/　） ネームバンド装着 禁煙指導，必要物品説明	□病名告知と病状説明 手術承諾書 術前麻酔医訪問（麻酔同意書） 術前手術室/sICU看護師訪問	ネームバンド装着確認 家族来院確認 術前看護記録確認 必要物品確認
アウトカム	・入院生活に慣れ，手術や周術期に対する不安が軽減する	・手術前日の処置と術後早期離床が理解できる ・手術の方式や手術後の状態についてイメージができる	・確実な全投薬の投与 ・手術に向け準備が整う ・手術室入室まで苦痛がない ・手術を無事に受けることができる

患者名	担当医	受持看護師	
手術直後　　月　日	第1病日　　月　日	第2～3病日	第4病日～退院
酸素投与 ECGモニター装着 サチュレーションモニター装着 包交 □NG tube抜去 術後抗菌薬 □疼痛時・発熱時指示, PCA継続指示を参照	□酸素中止 □ECGモニター中止 □サチュレーションモニター中止 包交 □NG tube抜去 抗生物質2回/日 □PCA薬剤補充 □バルーン抜去	□内服薬：継続指示参照 包交 抗生物質2回/日 第3病日（　/　）夕終了	□内服薬：継続指示参照 □第7病日抜糸 □第4病日鎮痛薬　内服再開 ロキソニン錠または鎮痛坐薬処方 □PCA抜去
□採血 □X-P	□6時採血 □X-P	□第3病日（　/　）6時採血	□第7病日（　/　）6時採血 □第4病日　X-P
バイタルサイン（ICU記録） 帰室時・15分・30分 ・1h・2h その後18時・21時 ・0時・3時	バイタルサイン（ICU記録） 4検 　6時・10時・14時・20時	バイタルサイン 　第2～3病日　3検 　6時・14時・20時	バイタルサイン　2検 　10時・20時
観察項目（温度板）ICU記録 ・覚醒状態　・出血 ・創痛　　・肺air入り/肺雑 ・嘔気/嘔吐・冷感/チアノーゼ ・尿量/比重　4h毎 ・ドレーン排液量/性状 ・NG tube流出量/性状 ・腹部症状	14時　尿量・比重 14時　水分出納 バルーン抜去後　自尿確認 腹部症状 　（疼痛，排ガス，排便） 創部の状態確認 　（ドレーン周囲，浸出）	14時　尿量・比重 14時　水分出納 腹部症状 　（疼痛，排ガス，排便） 創部の状態確認 　（ドレーン周囲，浸出）	第4病日　蓄尿終了 腹部症状 　（疼痛，排ガス，排便） 創部の状態確認 　（ドレーン周囲，浸出）
絶飲食	□キシリトールガム咀嚼 □回診後に水分許可（　ml/日） 　流動食開始	□キシリトールガム咀嚼 □第2/3病日　朝/昼/夜より 　五分粥を開始	□1日ごとの粥食上がり □2日ごとの粥食上がり
□術後末梢点滴 □術後IVH　指示あり	□末梢点滴・IVH　2500ml	□末梢点滴・IVH　1000ml	
□ベッド上安静, 体位変換（可/不可）	□離床（付添い歩行）（可/不可）	□自由	退院日（　月　日）
洗面介助・口腔ケア	清拭 洗面介助・口腔ケア 寝衣交換	清拭 洗髪可	清拭 包交終了後～シャワー可
医師より家族への手術結果説明 家族との面会 体位変換 呼吸器合併症予防処置 深呼吸，排痰，吸引，ネブライザ PCAの取り扱い説明	腸蠕動促進とリハビリのための離床と歩行 呼吸器合併症予防処置 深呼吸，排痰，吸引，ネブライザ	医師，看護師からの食事指導 腸蠕動促進とリハビリのための歩行と散歩	退院指導 服薬指導 個人栄養指導（　月　日） 退院処方確認・説明 次回外来受診日確認 　（　月　日）
・術後の循環動態が安定する ・呼吸状態が安定する ・術後肺合併症予防の理解ができる ・PCAによる疼痛自己管理ができる	・PCAによる疼痛自己管理ができる ・早期離床が理解でき，行動できる	・下痢・腹痛予防のための食事 ・摂取量が自己管理できる ・腸蠕動，排ガスがある	・食事摂取方法・適量がわかる ・排便のコントロールができる ・排尿のコントロールができる ・退院後の生活に自信がもてる

口摂取計画は，術後早期からの飲水・食事摂取が必要となる。この利点は，栄養・水分の補給や口腔・消化管の刺激などがあり，点滴からの早期離脱や腸管蠕動運動亢進に寄与する。術翌日からのキシリトールガム咀嚼は術後腸管運動促進や咀嚼の実感の効果があり，誤嚥がなく術後管理上推奨している。

　縫合不全の頻度が少ない結腸切除術では，術翌日に腸管運動を確認後に水や流動食摂取を試みる。問題がなければ，2日目は流動食を自由摂取とする。3日目頃より腸蠕動を確認し固形物摂取を開始する。患者の全身状態，腹部所見，ドレーン排出液の性状を確認のうえ，異常がなければ流動より五分粥や全粥から常食とする。前方切除術例では，縫合不全の可能性を念頭におき慎重に食事を管理する。

C．肺血栓塞栓症

　腹腔鏡下手術は，腹腔内を陽圧にする気腹を行うため下肢静脈血のうっ滞が生じやすく，肺血栓塞栓症となる危険性がある。本症の死亡率は20〜28％といわれているが，実際の頻度は明確ではない。しかし，臨床的には予防処置を講じておく必要がある。

　症状は，術後歩行開始直後の呼吸困難や胸痛，頻脈，頻呼吸などである。胸部X線写真，動脈血ガス分析，CTなどで鑑別し，確定診断は肺動脈造影，肺血流シンチなどで行う。

　肺血栓塞栓症や深部静脈血栓症の予防は，ガイドラインのリスク分類（**表16**）に従い，下肢にストッキングや波動型末梢循環促進装置の装着とヘパリン使用の組み合わせを行う。この予防法でも完全に防止できないことがある。治療はヘパリンやウロキナーゼ静注を行い，深部静脈血栓を認めたらワルファリンを服用し，下大静脈フィルター挿入を考慮する

表16．一般外科手術における静脈血栓塞栓症の予防

リスクレベル	一般外科（胸部外科を含む）手術	予防法
低リスク	60歳未満の非大手術 40歳未満の大手術	早期離床および積極的な運動
中リスク	60歳以上あるいは危険因子がある非大手術 40歳以上あるいは危険因子がある大手術	弾性ストッキングあるいは間欠的空気圧迫法
高リスク	40歳以上の癌の大手術	間欠的空気圧迫法あるいは低用量未分画ヘパリン
最高リスク	「静脈血栓塞栓症の既往あるいは血栓性素因」のある大手術	「低用量未分画ヘパリンと間欠的空気圧迫法の併用」あるいは「低用量未分画ヘパリンと弾性ストッキングの併用」

「低用量未分画ヘパリンと間欠的空気圧迫法の併用」や「低用量未分画ヘパリンと弾性ストッキングの併用」の代わりに，用量調節未分画ヘパリンや用量調節ワルファリンを選択してもよい

（「肺血栓塞栓症／深部静脈血栓症（静脈血栓塞栓症）予防ガイドライン」より引用）

LACの術後管理は，その低侵襲性のため比較的安定しているのでCPが有効である。しかし，「低侵襲＝簡単な手術の術後管理」と受け取られ，一度合併症を起こすと問題となる。LACの特徴を理解した術後管理と十分なインフォームド・コンセントが必要である。

参考文献
1) 日本内視鏡外科学会：内視鏡外科手術に関するアンケート調査―第7回集計結果報告―．日鏡外会誌　9：475-569, 2004.
2) Watanabe M, et al：Laparoscopic surgery for stage I colorectal cancer. Surg Endosc 17：1274-1277, 2003.
3) Yamamoto S, et al：A comparison of the complication rates between laparoscopic colectomy and laparoscopic low anterior resection. Surg Endosc　18：1447-1451, 2004.

IV

術後合併症と対策

術後合併症と対策

A．合併症の特徴

　腹腔鏡下手術では，より小さな傷で，しかも開腹手術に劣らない安全性と根治性を求めて，新たな器具や手法が日々開発されている。手技が普及するにつれ，多くの患者が低侵襲手術の恩恵を受けている一方で，鏡視下手術に特有な合併症に遭遇する機会も増加し，医療過誤として社会問題になるケースもみられる。腹腔鏡補助下大腸切除術でも開腹術と同様に腸管切除・吻合・リンパ節郭清を行うので，開腹術と同様の術後合併症が起こり得る。さらに，腹腔鏡下手術では気腹下にモニターをみながら特殊な器具を用いて手術を行うため，視野の展開が困難，触診ができない，距離感がつかみにくい，力の加減がわかりにくいなどの欠点があり，それらに起因すると考えられる術中偶発症が発生する。さらに気腹に伴う合併症も加わる。

　一方，創が小さく，術中に腸管を触わらない，早期から体動が可能なこともあり，腸閉塞や呼吸器合併症は開腹術より少ない。またBragaらは，腹腔鏡下手術のほうが開腹術より術後30日以内の合併症の発生頻度が低かったと報告している[1]。腹腔鏡下手術では術後の急性炎症反応や非特異性免疫反応，細胞性免疫反応の程度が軽度であると報告されている。しかし結果として，術後合併症が減少し，しかも生存率の向上をもたらすかは今後の課題である。

B．合併症の頻度

　腹腔鏡補助下大腸切除術における術後合併症の頻度は，開腹術とほぼ同程度であるとの報告が多い。

　厚生労働省がん研究助成金「がんにおける体腔鏡手術の適応拡大に関する研究」第2回アンケート調査結果報告（2000年11月）において，術後合併症は結腸癌で1,489例中188例（12.6％）にみられ，その内訳は創感染97例（52％），腸閉塞31例（16％），縫合不全22例（12％），出血5例（3％），呼吸器合併症4例（2％），その他29例（15％）で，特徴として開腹既往のある症例では合併症発生率が有意に高かった。直腸癌では，538例中76例（14.1％）にみられ，創感染29例（39％），縫合不全22例（29％），腸閉塞13例（17％），出血1例（1％），その他11例（14％）で，呼吸器合併症はみられなかった。合併症の頻度はリンパ節郭清が高度（D3），また根治度B，Cの症例で高かった。結腸と直腸を合わせると合併症の頻度は約13％で，内訳は創感染が約半数を占め，残りの半分のうち縫合不全や腸閉塞がそれぞれ1/3であった（**図109**）。

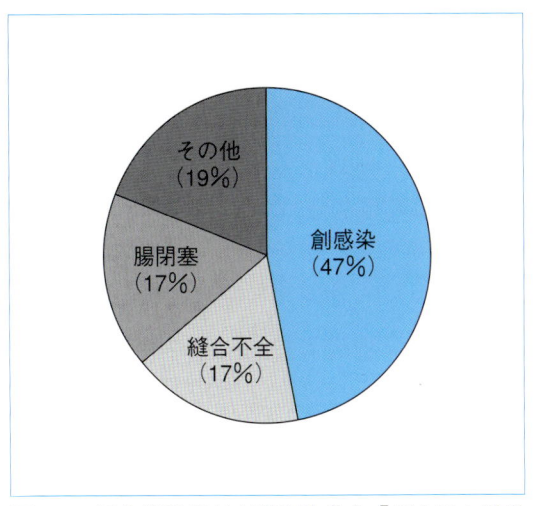

図109. 厚生労働省がん研究助成金「がんにおける体腔鏡手術の適応拡大に関する研究」第2回アンケート調査結果

　また，日本内視鏡外科学会が行った第7回アンケート調査結果（2004年10月）では，27,093例中1,595例（5.9％）に偶発症および合併症を認め，縫合不全337例（1.2％），腹腔内膿瘍（縫合不全以外の腹膜炎）57例（0.2％），吻合部狭窄117例（0.4％），腸閉塞398例（1.5％），呼吸器合併症49例（0.2％），その他417例（1.5％）であった。器具（内視鏡関係1，ポート3，クリップ7，自動縫合器50，超音波切開凝固装置9，鉗子6，その他9）の不具合による合併症は85例（0.3％）であった[2]。

C. 合併症と対策

1) 気腹に関する合併症

　気腹により皮下気腫，高炭酸ガス血症が起こり得る。さらに心肺機能への負担や肺塞栓の増加が考えられる。実際，気腹自体の影響は少ないが，手術時間が長くなると無視できなくなるので，その際には吊り上げ法や開腹への移行も考慮する必要がある。

　皮下気腫：ポート挿入創とポートの隙から漏れた炭酸ガスにより，皮下組織に気腫が生じることがある。触診で容易に診断され，短時間のうちに自然に吸収されるのであまり問題となることはない。腹壁が薄い人に起こりやすいともいわれている。

　肺梗塞：原因として，気腹圧・頭高位体位による下肢静脈血うっ滞の助長，凝固因子活性のさらなる亢進などが考えられる。危険因子として，肥満・下肢静脈瘤・うっ血性心不全・凝固亢進状態・経口避妊薬・喫煙などがいわれている。術後最初の起立時に起こりやすく，胸痛や呼吸苦などを訴え，低酸素血症，血圧低下，頻脈，頻呼吸などがみられる。診断はCT，肺血流シンチなどで血栓を確認する。解決策と

して吊り上げ法による腹腔鏡下手術が導入されているが，簡便性・視野などの点で不利なため，一般的ではない。肺梗塞は急激に発症することが多く，致死率が高いので，迅速な診断と治療がその予後を決定するといっても過言ではない。治療は抗凝固療法，血栓溶解療法，血栓除去術などが主体で，予防対策としては，両下肢の弾性包帯などの簡便法に加えて，両下肢の間欠式下肢加圧装置（ISPC）の使用，ヘパリン投与などが効果的である。ヘパリン投与に関しては，出血傾向を伴うことから，術中出血のコントロールが開腹手術に比較して難しく，出血が視野障害となるため，適用するのに実地上躊躇される。もっとも重要なのは，肺梗塞の発症の可能性を常に念頭におき，弊害の少ない下肢のISPCなどで対策をしたうえで，早期発見・早期治療にあたるのが，現時点ではもっとも肝要かつ適切と思われる。

2）腹腔鏡下手術に特有な合併症

腹腔内操作のときに，気がつかずに消化管を損傷し術後に腹膜炎を併発したり，他臓器（血管，肝，脾など）を損傷し思わぬ出血を起こすことがある。腹腔内操作は，視野の中心で愛護的に行い，手術終了時にはもう一度腹腔内全体を確認することが基本である。

ポートサイトヘルニア：1968年，Fearによって初めてポートサイトの腹壁瘢痕ヘルニアの報告がなされ，頻度は文献的には約1％である[3]。危険因子として組織の脆弱性（女性，高齢，糖尿病，創感染），腹圧の上昇（便秘，咳嗽，高度肥満）などがあげられる。ほとんどが10mm以上のポート挿入部である。トロッカー挿入部ヘルニアは，術後10日以内に発症する急性期型と，数カ月以上経過して発症する晩期型の2型に分類される。急性期型は晩期型と比較してイレウスを発症することが多く，とくにRichter's hernia（腸間膜付着部対側の腸管壁の一部が嵌頓する）による絞扼性イレウスを高頻度に認めるため注意が必要である。ポートサイトヘルニアは，筋膜の欠損部が小さく嵌頓しやすいことが予想されるので，早期に修復を行う。筋膜を確実に縫合することが予防策であり，またドレーンはポート創を避け，別の経路で挿入するほうが望ましい。

3）腸管切除・吻合に関する合併症

腸管切除・吻合に関しては開腹術と同様な合併症が起こり得るが，小さい創から行うために，合併症の頻度に差がみられる。

創感染：ポート創を延長し，小さい創から腸切除・吻合を行うためか，創感染が発生しやすい。トロッカー部の感染率は2.7％と低いが，腸管を切除吻合する創の感染は10.8％と高い。対策として，創縁ドレープやリング状のラッププロテクターを用いて，創を保護することに加え，術直前の抗生物質投与が有用と思われる。

腸閉塞：腹腔鏡下では腸管切除後の腸間膜のスリットを閉鎖しない場合が多く，それが原因で腸閉塞となる場合もある。腸間膜のスリットは大きければ閉鎖しなく

てもよいが，スリットの間に小腸が入り込まないように留意する。

縫合不全：直腸癌における吻合（double stapling technique）の際に比較的高率にみられる。縫合不全を回避する必要条件は，良好な血行，緊張の緩和，適切な吻合面の確保である。狭い骨盤内での肛門側腸管の処理には高度の技術を要する。良好な血流を保つために，腸管壁の剝離はなるべく切離部分の小範囲にとどめる。また直腸を切離する際，腸管に垂直に1回で縫合切離できる使いやすい自動縫合器の開発も望まれる。

術後出血：腹腔鏡下では結紮が困難であり，血管はクリップや超音波切開凝固装置を使用して確実に止血する。一度かけたクリップは脱落しないよう，鉗子などで把持しないように注意する。

吻合部狭窄：結腸の用手的吻合の際，小さい創から腸管を過度の緊張を加え引き出して縫合することが原因と考えられる。腸管の授動を十分に行い，無理なく縫合できるように切開創を調節することが肝要である。

内視鏡手術の発展は，合併症を最小限にしながら，しかも侵襲を少なくするといった努力の積み重ねによりなされてきた。合併症を常に念頭におき，慎重な手術操作を心がけなければならない。合併症の多くは，詳細な術前検査や手術中のちょっとしたテクニックにより防ぐことが可能である。また，合併症をいち早く診断し，対策を講じることも大切である。手術時間が長いほど合併症も増加する可能性があり，手術時間が長くなる場合にはさらに注意が必要である。

参考文献
1) Braga M, et al：Laparoscopic versus open colorectal surgery：A randomized trial on short-term outcome. Ann Surg　236：759-767, 2002.
2) 日本内視鏡外科学会：内視鏡外科手術に関するアンケート調査―第7回集計結果報告―. 日鏡外会誌　9：500-505, 2004.
3) Coda A, et al：Incisional hernia and fascial defect following laparoscopic surgery. Surg Laparosc Endosc Percutan Tech　9：348-352, 1999.

索 引

欧 文

body mass index（BMI） 85
D2郭清 32
D3郭清 32
Denonvilliers筋膜 24
diverting ileostomy 62, 82
dog ear 80
double stapling technique（DST）
　　　　　　　　　50, 60, 66, 80
FALS 71
functional end to end anastomosis（FEEA）
　　　　　　　　　56, 66, 80, 82
Gerota筋膜 18
Griffiths' point 22
neurovascular bundle 24
S状結腸軸捻転症 2
S状結腸切除 70
SD junction 46
Sudeck's point 22
Toldt fusion fascia 18
total mesorectal excision（TME） 24

和 文

あ行

悪性疾患 2
胃結腸間膜 40
胃結腸静脈幹 20
右側結腸（解剖） 18
S状結腸軸捻転症 2
S状結腸切除 70
横行結腸（解剖） 20
横行結腸間膜 38, 40
横行結腸切除 70
横行結腸動脈 20

か行

回結腸動静脈 18
外側アプローチ 28, 30, 42
開腹移行 72, 92
回盲部 30
潰瘍性大腸炎 2
カウンタートラクション 66
化学的腸管処置 4
家族性大腸ポリポーシス 2
下腸間膜動脈（IMA） 44
下腹神経 24
カメラポート 26
間欠的陽圧加圧装置 11
看護師 10
鉗子 5
鉗子ポート 26
患者説明書 12
肝彎曲部 30, 36
機械的腸管処置 4
器械吻合 80
気腹 8
気腹漏れ 64
虚血性大腸炎 2
巾着縫合 58
偶発症 98
クリップアプライヤー 6
クリニカルパス 98
クローン病 2
経口摂取 99
憩室炎 2

血管シーリングシステム　6
血管損傷　64
血栓症　10
結腸間膜　20
抗生物質投与　98
後腹膜下筋膜　18
肛門尾骨靱帯　24
骨盤神経叢　24

さ行

再気腹装置　6
左側結腸（解剖）　22
止血方法　72
自動縫合器　6, 58
尺骨神経麻痺　11, 14
視野展開　28, 44
視野展開困難　66, 68
十二指腸下行脚　30
出血　72
術後合併症　98, 106
術前処置　98
術前腸管処置　4
術前訪問　10
術中トラブル　64
腫瘍占居部位　2
小開腹創　56, 94
上腸間膜動静脈　18
消毒　99
静脈性出血　72
腎筋膜前葉　18
神経麻痺　11
進行癌　2
深部静脈血栓症　102

前十二指腸膵頭筋膜　18
創感染　108
早期癌　2
臓器損傷　64
創保護装置　6
側方靱帯　48

た行

体位　14
体位固定法　11
体外吻合操作　56
大網　20, 36
中結腸静脈　18
中結腸動静脈　20
超音波切開凝固装置　5
腸鉗子　5
腸管損傷　76
腸管吻合　56
腸間膜処理　87
腸閉塞　108
直腸（解剖）　24
直腸間膜　50
直腸間膜処理　24
直腸後腔　48
直腸固有筋膜　24
直腸切離　50
直腸脱　2
直腸低位前方切除　70
電極鉗子　5
疼痛管理　99
動脈性出血　72
ドレーン留置　94
トロッカー　5

トロッカー創　94

な行

内臓脂肪型肥満　86
内側アプローチ　28, 30, 42
入院期間　99
尿管下腹神経筋膜　22
尿管損傷　64

は行

肺血栓塞栓症　102
肺梗塞　107
剝離鉗子　5
剝離授動　30
把持鉗子　5
皮下気腫　107
皮下脂肪型肥満　86
脾結腸間膜　40
腓骨神経麻痺　11, 14
左結腸切除　70
肥満　84
脾彎曲部　40
腹腔鏡　5
腹腔鏡下手術の適応　2
腹腔鏡下吻合操作　60
副左結腸動脈　20
腹部手術既往例　88
吻合部狭窄　82, 109
閉創　94
縫合不全　109
ポートサイトヘルニア　108

ま行

マーキング　4
マジックベッド　14

麻酔法　8
右結腸切除　68
右結腸動脈　20
網囊　20
網囊腔　30, 36

や行・ら行・わ行

癒着　88
リークテスト　80
リトラクター　5
良性疾患　2
リンパ節郭清　32
レビテーター　14
ローテーション　14
腕神経麻痺　14

| JCOPY | 〈(社)出版者著作権管理機構 委託出版物〉 |

本書の無断複写は著作権法上での例外を除き禁じられています。
複写される場合は，そのつど事前に，下記の許諾を得てください．
(社)出版者著作権管理機構
TEL. 03-3513-6969　FAX. 03-3513-6979　e-mail：info@jcopy.or.jp

腹腔鏡下大腸切除ハンドブック

定価（本体価格 5,600 円＋税）

2007 年 9 月 20 日　第 1 版第 1 刷発行
2010 年 5 月 21 日　第 1 版第 2 刷発行

監　修　渡邊　昌彦，小西　文雄
編　集　腹腔鏡下大腸切除研究会
発行者　岩井　壽夫
発行所　株式会社　へるす出版
　　　　〒164-0001　東京都中野区中野 2-2-3
　　　　電話　(03) 3384-8035（販売）　(03) 3384-8155（編集）
　　　　振替　00180-7-175971
印刷所　三報社印刷株式会社

©2007 Printed in Japan　　　　　　　　　　　　　〈検印省略〉
落丁本，乱丁本はお取り替えいたします．
ISBN978-4-89269-572-8